辨证奇闻

〔清〕陈士铎◎著　吴云虎◎编

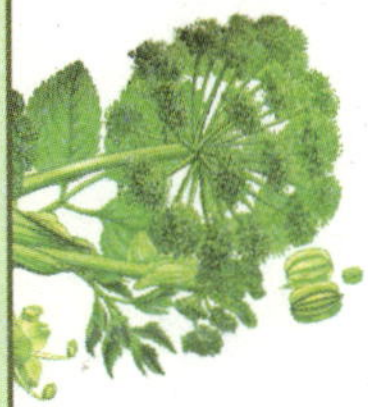

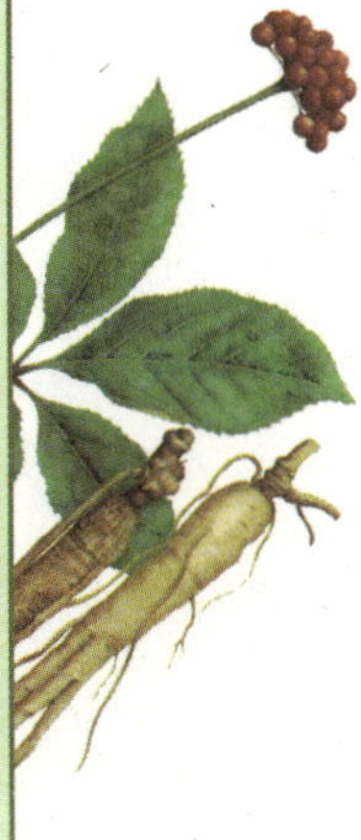

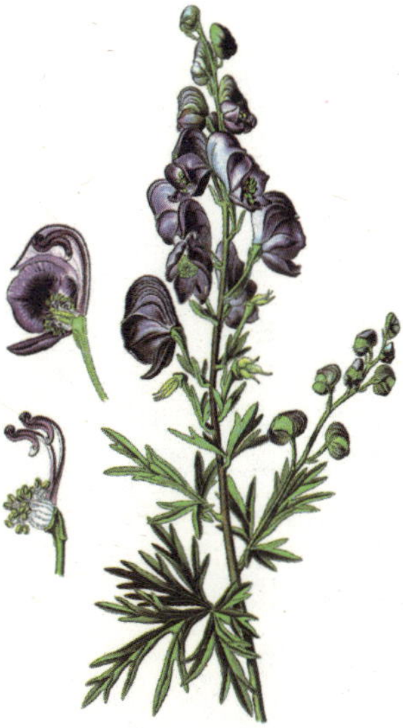

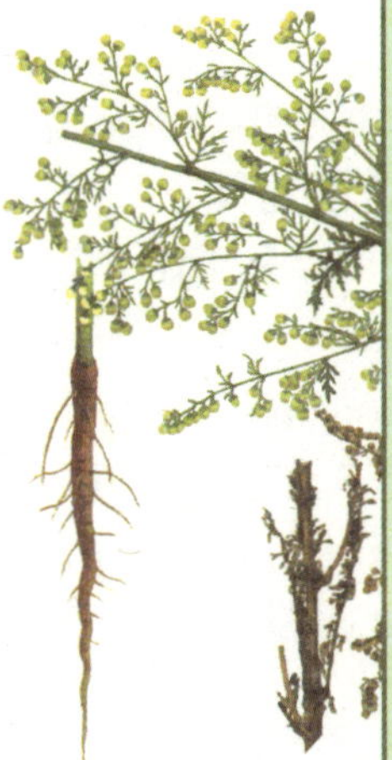

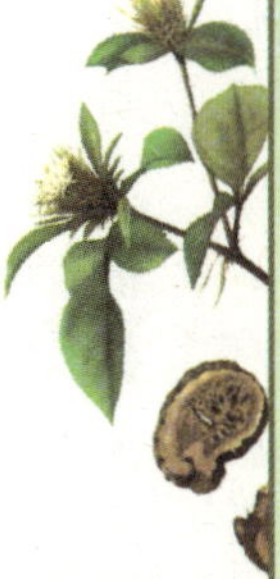

中医古籍出版社
Publishing House of Ancient Chinese Medical Books

图书在版编目（CIP）数据

辨证奇闻 /（清）陈士铎著 ; 吴云虎编. -- 北京 : 中医古籍出版社, 2024.10
ISBN 978-7-5152-2572-2

Ⅰ. ①辨… Ⅱ. ①陈… ②吴… Ⅲ. ①《辨证奇闻》 Ⅳ. ①R249.49

中国国家版本馆CIP数据核字(2024)第104202号

辨证奇闻
〔清〕陈士铎　著　吴云虎　编

策划编辑　姚　强
责任编辑　吴　迪
封面设计　李舒园
出版发行　中医古籍出版社
社　　址　北京市东城区东直门内南小街 16 号（100700）
电　　话　010-64089446（总编室）010-64002949（发行部）
网　　址　www.zhongyiguji.com.cn
印　　刷　天津海德伟业印务有限公司
开　　本　640mm × 910mm　1/16
印　　张　10
字　　数　182 千字
版　　次　2024 年 10 月第 1 版　2024 年 10 月第 1 次印刷
书　　号　ISBN 978-7-5152-2572-2
定　　价　69.00 元

前 言

中医学在数千年的发展历程中，创造积累了丰富的医学理论与实践经验，仅就文献而言，保存下来的中医古籍就有一万余种。中医古籍是中医学的宝库，其中所包含的中医理论和临床实践，对于中医学的发展和创新具有重要的启示和借鉴作用。

《辨证奇闻》全书共十五卷，由清朝陈士铎所著。陈士铎，字敬之，号远公，别号朱华子，又号莲公，自号大雅堂主人，浙江山阴（今浙江绍兴）人，生卒年代约为公元1627—1707年。《辨证奇闻》今存最早的版本是乾隆二十八年（1763年）的刻本，原版为何人所刻，已不可详考。

《辨证奇闻》中记载的内容涉及内、外、妇、儿、五官等科病症。其辨证用药多以五行生克之理立论。每证附一医案，详列病状、病因、立法和处方，详述方药作用和配伍机理，辨证用药多有独特见识，故称“奇闻”。

《辨证奇闻》与《辨证录》乃一源而二歧：一是《辨证录》较《辨证奇闻》增出近20万字，主要是附方的内容；二是《辨证录》因避讳删除了部分文字。两书有如此差异，也足以证明今存的《辨证奇闻》乃是原本，《辨证录》应是后人的增删本，不过，两者均有较强的参考价值。

中医药文化具有明显的民族精神标记，蕴含了“和实生物，同则不继”的智慧思想。中医学与中华民族所有的知识一样，是“究天人之际”的学问。世界卫生组织早已将“传统医学”定义为“在维护健康以及预防、诊断、改善或治疗身心疾病方面使用的，各种以不同文化所特有的理论、信仰和经验为基础的知识、技能和实践的总和”。

因此，对“传统医学”要去粗取精、去伪存真，将中医药古籍的元典和精华萃为一编，是我国几代医者的夙愿。

此次《辨证奇闻》的出版，是编者在原书基础上进行的修订：结合不同版本，经过编者缜密比勘后推定，保留原书核心理论及论述，删减部分章节，进行精选式出版。这样，不仅从内容上做了精心调整，而且从形式上也考虑到了版面的形式美，可谓是拾遗补漏，去伪存真，力求更多地惠于读者，方便使用，也恭请专家学者和出版界同仁雅正。

希望这部中医古籍的出版，可以帮助人们更好地认识和理解中华文化，深化文化认知；传承和发扬中华传统文化的优秀价值观；帮助人们拓展学术视野，增加学术研究的广度和深度。

编　者

2024 年 6 月

目 录

卷 一

卷 二

卷 三

卷 四

卷　五

卷　六

卷　七

卷　八

卷　九

卷 十

卷十一

卷十二

卷十三

卷十四

卷十五

卷 一

伤 寒

一冬月伤寒，发热头痛，汗出口渴，人谓太阳证，谁知太阳已趋阳明。若徒用干葛汤治阳明，则头痛不能除；若徒用麻黄汤治太阳，则汗不能止，口渴不能解，势必变症多端。法宜正治阳明，兼治少阳。盖邪入阳明，留于太阳者，不过余邪，治太阳反伤太阳矣。故太阳不必治，宜正治阳明。盖阳明多气多血，邪足恣其凶横，如贼入通都大邑，其抢掠之势，较穷乡僻壤自不同，所得之物，足以供其跳梁。故邪入阳明，挟其腑之气血，炎氛烈焰，往往然也，岂可以轻小之剂望其解散，必须大剂凉药始可祛除其横暴。用：石膏一两，知母二钱，麦冬二两，竹叶二百片，茯苓、人参三钱，甘草、柴胡、栀子一钱。一剂头痛除，二剂身热退，汗止，口不渴。此即白虎汤变方。用石膏、知母泄阳明火邪；柴胡、栀子断少阳路径；妙在用麦冬至二两，以清补肺气，使火邪不上逼；更妙用茯苓引火下趋膀胱，从小便出，太阳余邪尽随外泄。至于人参、甘草、竹叶，取其调和脏腑，所谓攻补兼

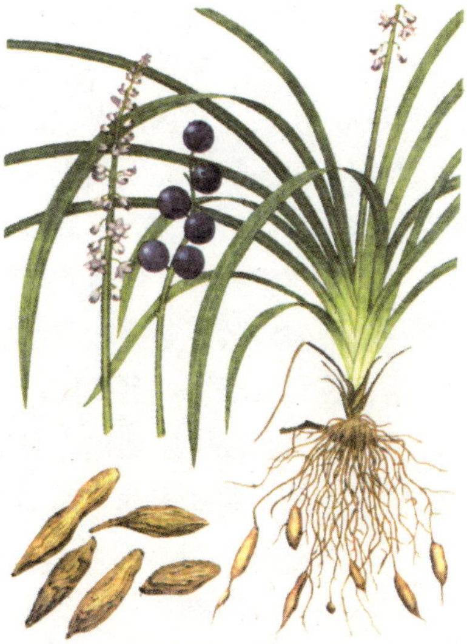

施也。

或惧前方太重，则**清肃汤**亦可，兼载以备选用：石膏五钱，麦冬一两，知母、甘草、人参、柴胡、栀子一钱，独活、半夏五分。[批]集中未注煎法者，俱系水煎服，各卷仿此。

一冬月伤寒，发热口苦，头痛，不欲饮食，腹中时痛，人谓太阳证，谁知是少阳证乎。伤寒未有不从太阳入者。由太阳入阳明，由阳明入少阳者，传经次第也。何以初入太阳，即越阳明而入少阳？人谓隔经之传，孰知不然。盖少阳乃胆经，胆属木，木最恶金，肺属金，主皮毛，风邪之来，肺金先受，肺欺胆木之虚，即移邪于少阳。故太阳往往多兼少阳同病者，此耳。然此证乃二经同感，非传经之证。治法似亦宜兼二经同治，而又不然，单治少阳，太阳之病自愈。方用：柴胡二钱，白芍五钱，甘草、陈皮一钱，黄芩、神曲一钱，白术、茯苓三钱。一剂热止，二剂腹不痛，头不疼，口亦不苦。此即逍遥散之变方，何治伤寒如此之神？不知病在半表里，逍遥解散实邪，表里之邪既解，太阳膀胱之邪何能独留。况方中原有白术、茯苓三钱以利腰脐，通膀胱之气乎？余所以止加神曲、黄芩，少解胃火、和脾气，诸症所以尽除。

此用**舒经汤**亦佳：薄荷、白术二钱，白芍、茯苓五钱，甘草八分，黄芩一钱，桂枝三钱。

一冬月伤寒，发热口渴，谵语，时发厥，人谓热深厥亦深，疑厥阴证，谁知太阴证乎。夫太阴土与阳明胃相表里，表热里亦热，此胃邪移于脾经也，此症最危。盖人以脾胃为主，脾胃尽为火邪所烁，肾水有不熬干乎？宜急救脾胃。然救脾而胃火愈炽，救胃而脾土立崩，此中消息最难，然终何以救？必速救肾水之枯。玄参三两，甘菊、熟地一两，麦冬二两，芡实五钱——名**救枯丹**。用玄参以散脾胃浮游火，甘菊以消胃邪，麦冬以滋肾液，熟地以生肾水，庶几滂沱大雨自天而降，大地焦枯立时优渥，何旱魃之虑哉。又恐过于汪洋，加芡实以健土，又仍是肾经药，则脾肾相宜，得其灌溉之功，绝无侵凌之患，此立方之所以神也。故一剂谵定，再剂渴除，三剂厥止身凉。

此证用**清土散**亦效：石膏、麦冬、生地一两，甘草一钱，银花五钱，白术三钱。

一冬月伤寒，大汗而热未解，腹又痛不可按，人谓邪发在外未尽，内结腹中，阳证变阴之候，余以为不然。伤寒汗大出，邪必随出，宜无邪在中，何又腹痛？此乃阳气尽亡，阴亦尽泄，腹中无阴相养，有似邪之内结作痛，此阴阳两亡急症。夫痛可按为虚，不可按为实，何以此不可按又谓虚？不知阴阳两亡，正在将绝，不按痛且难忍，况按又伤肠胃，安得不重增其苦，所以不可按也。此急症，不可缓，用**急救阴阳汤**：人参、白术、熟地二两，当归、甘草三钱，黄芪三两。一剂腹痛止，身热解，汗尽止。方用参、芪补气，使阳回于阴内；归、地补血，使阴摄于阳中；术、草和脾胃而通腰脐，使阴阳归于气海、关元，则亡者不亡，绝者不绝。倘认是阳证变阴，纯用温热，加肉桂、姜、附，虽能回阳于顷刻，然内无阴气，阳回阴不能摄，亦旋得而旋失。

用**救亡汤**亦效：人参、当归、熟地各一两，甘草二钱，熟附一片。［批］后方更稳。

一冬月伤寒，大汗热解，腹微痛，腰不可俯仰，人谓邪在肾经，欲用**豨莶丸**加防己，不知此乃发汗亡阳，阳虚阴不能济也。阴阳互为其根，无阳阴不生，无阴阳不化，此证汗泄过多，阳气无几，阴又自顾不遑，不敢引阳入室，阳无所归，故行于腹，孤阳无主而作痛；肾中之阴，因阳气不归，孤阴无伴，不敢上行于河车之路，故腰不可俯仰。用**引阳汤**：杜仲、甘草一钱，山药五钱，茯苓二钱，芡实、人参三钱，肉桂三分，白术五钱。一剂腹痛止，二剂腰痛轻，三剂俯仰自适。方妙在助阳气不去助阴。盖阴之所以杜阳者，欺阳衰也。譬之夫妇好合，岂忍永绝良人。因夫不慎，外侮相争，焦头烂额，狼狈逃回，因羞变怒，杜绝不许入房。倘夫得良朋之益，捆载而归，见金多有不变色者乎？知必开门迎笑，所以助阳兼助阴者，此耳。倘用豨莶、防己，重损阴阳，则夫贫妇贫，彼此成仇，终身反目。

济阳汤亦可：杜仲二钱，山药一两，甘草、故纸一钱，人参、白术五钱。［批］加故纸甚当。

一冬月伤寒，大汗，气喘不能息，面如朱红，口不能言，呼水自救，人为热极，欲用白虎解阳明火，而不知此乃戴阳证，上热下寒，若用白虎，虽多加人参，下喉即亡。用**八味地黄汤**半斤，煎汤，恣其渴饮，必熟睡半日，醒来汗必止，气必不喘，面必清白，口不渴。此原不必汗而汗，必致大汗。汗既大出，阳邪尽泄，阳尽散，阴亦随之上升，欲尽从咽喉外越。以皮毛出汗，阴气奔腾，不得尽随汗泄，故直趋咽喉大路，不可止抑。阴既上升，阳又外泄，不能引阳回气源源，阳亦随阴而上，阴气逼之不可下，故气喘不能息。且阳在上，火亦在上者，势也。况阴尽上升，则肾宫寒极，下既无火，上火不归源，故面赤。上火不散，口亦渴，呼水自救者，救咽喉热，非救肠胃热。实热多成于胃火，胃热必号咷喘呼，今虽喘，形症尚宁，口欲言而不得，非虚热而何？此真上假热下真寒。八味汤妙在补水仍补火，下喉，火得水而解，入胃，水得火而宁，调和上下，灌溉肺肾，实有妙用。夫发汗亡阳，本是伤气，何以治肾而能奏功？不知亡阳证内无津液，致内火沸腾，大补真阴，胃得之而息焰。胃火息，肾之关门闭矣。肾关闭，胃土气自生。胃气生，肺气不因而得养乎。肺气生，清肃之令行，母呼子归，同气相招，势必下引肾经，自归子舍。肾气既归，而肾中又有温和春色以相熏，汪洋春水以相育，则火得水生，水得火悦，故奏功。

返火汤亦神：熟地三两，肉桂三钱，枣皮一两。

一冬月伤寒，发厥，面青手冷，两足又热。人谓直中阴寒，宜理中汤。不知此乃肝气抑郁不散，风邪在半表里，若用理中，必发狂死。夫直中阴寒，未有不从足先冷者，今足既热，非直中肝经明矣。邪既不在肝，似不可径治肝。然邪虽不在肝经内，未尝不在肝经外。邪在门外，与主何与，而现发厥、面青、手冷？不知震邻之恐，犹而警惕，岂贼在门外，主人有不张惶者乎。势必执枪刀思御侮。此时而能登高号召，劝谕高呼，贼知内有防护，外恐有应援，自易解散。倘用理中，是以火攻杀贼，贼未擒，房舍先焚，贼且乘火突入，杀主而去。法用**小柴胡汤加减**，以散半表里之邪，肝气自安，外邪化为乌有：柴胡二钱，白芍五钱，甘草、黄芩、半夏一钱，当归钱半。一剂手温，再剂厥止身热，面青自愈。

一冬月伤寒，身热，汗自出，恶寒不恶热。人谓阳明之证，欲用石膏汤，不知非阳明也。汗出似阳明，然阳明未有不恶热者。今不恶热而恶寒，此阳气甚虚，邪欲出不出，内热已解，内寒未散，必因误汗所致。用**补中汤：**人参、黄芪三钱，白术、当归二钱，柴胡、甘草、陈皮一钱，升麻四钱，桂枝五分。一剂汗止身凉，寒亦不恶。补中汤东垣用治内伤，实有神功，不见讥长沙张使君乎？不知伤寒亦有内伤，不可拘于伤寒，不思治变证之方。况证因误汗而成，汗已出，邪存于经络者必浅，即畏寒，寒邪亦不重，是外感而兼内伤。此方补正有祛邪，故兼用成功，况又加桂枝散寒乎。倘作阳明症，用白虎，少投石膏，鲜不变虚寒而死。

温正汤亦可：人参、当归五钱，黄芪一两，柴胡、神曲一钱，甘草五分，桂枝三分。

一冬月伤寒，身热五六日不解，谵语声低，口渴，小便自利，欲卧。人谓阳明余热未解，余谓不然。夫谵语虽属胃热，然声必高，拂意必怒，今谵语低声，非胃热。既非胃热，何口渴欲饮水自救耶？然口渴饮水，水不能化痰上涌，直奔膀胱，小便自利，其非胃热又明矣。阳明火盛多发狂，今欲卧，岂是胃热。但非胃热，何谵语、口渴不解至五六日耶？不知此乃心虚症，心虚神不守舍而谵语，火起心包而口渴。心与小肠相表里，水入心，心即移水于小肠而小便自利。用**清热散：**茯苓五钱，麦冬一两，丹皮二钱，柴胡一钱，甘草五分。一剂谵止，二剂渴除热解。用麦冬补心，茯苓分消火热，柴胡、丹皮、甘草和解邪气。心气足，邪不能侵，尽从小肠以泄，中心宁静，津液自生，故渴除，肾气上交于心，精神自长，不思卧。倘疑胃热而用白虎，鲜不败衄。

凉解汤亦可：茯神三钱，玄参一两，柴胡一钱，甘草二分，砂仁二钱，麦冬五钱。

冬月伤寒五六日，往来寒热，胸胁痞满，或呕吐，或渴或不渴，或烦或不烦，人谓少阳证，宜小柴胡和之。小柴胡，少阳药，少阳居表里之间，邪入而并于阴则寒，邪出而并于阳则热，故痰结于胸而苦满，欲吐不吐，欲渴不渴，烦闷生。用之自易奏功，然不可常用，何也？盖少阳胆木，最喜水，其次喜风。柴胡风药，得之解愠，然日以风药投之，枝叶条达，终必干燥，一旦大雨则郁郁葱葱，其扶疏青翠为何如耶。故用柴胡汤后，必须补水。用**济生汤**：熟地、玄参五钱，麦冬、白芍三钱，枣皮一钱，山药、茯苓二钱，柴胡五分，神曲三分，竹叶一团。一剂烦闷除，再剂寒热止，三剂愈。方多直补肾水，直补其胆木之源，则胆汁不枯，足以御侮。况加柴胡，仍散半表里之邪，安得不收功速乎。倘疑伤寒后不宜纯用补肾药，恐胃气有伤，难以消化。不知少阳之证，由太阳、阳明传来，火燥水涸，不但邪逼胆汁，半致熬干，五脏六腑尽多火烁，是各经无不喜盼霖雨，非惟少阳胆木喜水也。补水之药，又何有停隔哉。

和隔散亦妙：柴胡一钱，白芍一两，生地五钱，玄参三钱，麦冬、茯苓二钱，竹茹一团，芥子一钱，水煎。

一冬月伤寒，目不见人，自利不止，此亦坏症。此乃误汗下、一误再误，较前三条更重，本不治。内有生机者，以胃未经吐，胃气且未伤，扶胃气以回阳，助胃气以生阴，未必非可救。方用**渐生汤**：人参三钱，白芍、黄芪、白术五钱，茯苓、山药、芡实一两，甘草一钱，砂仁三粒。一剂目见，二剂利止，三剂身凉体轻。方妙在缓调胃气，胃气生，脏腑俱有生气。阴阳衰者，生其阴阳。夫衰与绝不同，坏证乃阴阳绝，非衰也。衰易生，绝难救。不知一线未绝，仍是生气，非坏极。此正在欲绝未绝，故用参、苓、芪、术，得以回春。倘阴阳已绝，安能续乎？此又救坏证一法。

一冬月伤寒，误吐，误汗，误下，身热未退，死症俱现，人谓必死。法在不救，吾再传一方，名**追魂丹**：人参、山药、生枣仁一两，茯神五钱，附子一分，甘草一钱。一剂，或大便，或汗吐，三症止一，便有生机。盖阴阳未绝，得一相接，自能相生。如星星之火，引之可以焚山。误吐，误下，误汗，阴阳未绝，因其误而亡耳。阴阳之根自在，故得一相引，生意勃然。服之大便止，肾阴未绝；吐止，胃阳未绝；汗止，脏腑之阴与阳未绝，何不可生。倘三不一应，是阴阳已绝，无方可救。或问方中纯回阴、回阳之药，绝不顾邪者，岂无邪可散乎？使无邪，宜热尽退，何又热如故？嗟乎！经汗吐下后，何邪在身？热未退者，因阴阳之虚耳，使早用补剂，何至如此。故只大补其阴阳，阴阳回，已无余事。若顾邪用解纷之药，又安能回阴阳。

一冬月伤寒八九日，腹痛，下利便脓血，喉痛，心内时烦，本少阴证，治法不可纯治少阴，然舍少阴必生他症。使治便脓，用桃花汤，则心烦不宜；治喉痛，用桔梗汤，则腹痛不宜。我谓二方未尝不可选用。酌定一方，名**草花汤**：甘草、赤石脂二钱，糯米一撮。一剂腹痛除，二剂喉痛止，三剂利愈烦安。盖少阴证，脾气拂乱也，故走下便脓血，奔上伤咽喉，今用甘草和缓之，则少阴之火不上，后以赤石脂固滑。又糯米之甘以益中气，则中气不下坠，滑脱自止，又何必用寒凉泄火而化脓血？脓血即化，中焦又何邪作祟，使心中烦闷乎？

一冬月伤寒，一二日即自汗，咽痛，吐利交作。人谓太阴病，不知此乃少阴肾寒，非太阴脾虚也。盖伤寒初起宜无汗，今反汗出者，无阳固外，故邪不出而汗先出。此证实似太阴，以太阴亦有汗自出之条。但太阴出汗，因无阳自泄；少阴出汗，因阳虚自越。夫少阴邪既不出肾经，不能从皮毛分散，势必随任、督上奔咽喉，咽喉之窍甚小，如奔马不能尽泄，又下大肠，下焦虚寒，复不能传送以达肛门，又逆冲胃脘作吐。用**温肾汤**：人参三钱，熟地、白术一两，肉桂二钱。一剂汗止，吐泻愈，咽痛亦除。此下部虚寒，温其经可也。用参、术回阳，肉桂助命门火，则虚火自归经，安于肾脏。然肉桂辛热，雷火速甚，有助热之虞，得熟地相制，则水火既济。

一冬月伤寒五六日，腹痛，利不止，厥逆无脉，干呕。人谓直中阴寒，不知直中乃冬月一时得之，身不热，腹痛呕吐，发厥者为真。今身热五六日后见前症，乃少阴传经，非直中也。虽传经阴证，可通以治直中，辨证终不可不清。此证自然用白通加猪胆汁汤。本阴寒，何以加人尿、胆汁？不知白通汤乃纯大热，治以阴寒，反相格，而岂藉人尿、胆汁为向导乎？正阴盛格阳，用以从治之为得也。盖违其性则背，顺其性则安。此证往往脉伏不见，服此脉暴出者，大非佳兆。缓出转有生机，何也？此病是假热，药是假寒，取其相畏相制，有调剂，不取其相争相逐，竟致败亡。

一冬月伤寒，四五日后腹痛，小便利，手足沉重而疼，或咳、呕。人谓少阴证，宜真武汤是矣。所以用此汤之故，世尚未知。四五日后腹中作痛，此阴寒入腹犯肾也。小便利，膀胱肾气尚通，可消寒邪从小便出。倘小便不利，则膀胱内寒无肾火之象矣。火微不能运动四肢，手足所以沉重作疼。火既不能下通膀胱，引寒邪下出，势必上逆为咳为呕。真武汤补土药，土健水不泛滥，仲景制此方，火中补土，土热水亦温，消阴摄阳，神功不可思议。

一冬月伤寒，四五日后手足逆冷，恶寒身倦，脉不至，躁扰不宁。人谓少阴阳绝，不知阴亦将绝，盖恶寒身蜷，脉更不至，阳已去矣。阳去不加躁扰，阴犹未绝，尚可回阳以摄之。今躁扰不宁，基趾已坏，何以回阳。然人阴阳未易遽绝，一线未泯，可援可救。阴阳有根，非后天有形之物，实先天无形之气。补先天而后天自续。用**参附汤**：人参二两，附子二钱。虽此方，难必效。然宁尽心不济，不可置方听死。况参能回阳于无何有之乡，附子夺神功于将离之际，魂魄重归，阴阳再长，原有奇功，乌可先存必死之心。

一冬月伤寒，六七日经传少阴而息高。人谓太阳证未除作喘，不知太阳之喘与少阴之息高状似实殊。太阳喘，气息粗盛，邪盛也；少阴息高，气息缓漫细小，真气虚不足以息，若高非高也。故太阳喘宜散邪，少阴息高宜补正。何也？少阴肾火衰，不能藏于气海，上奔欲散，症至危，宜**朝宗汤**：人参、麦冬、熟地三两，枣皮、山药一两，故纸一钱，胡桃一枚。一剂息平，再剂息定。此补气填精，不治息自平者，气得补有所归也。如败子田园消尽，逃外岂不欲归？计无复之耳。倘骤获多金，自然耀乡里，宁岂乞食戚党？或曰下寒，火必上越，此息高独非肾气虚寒乎？何不用肉桂引火归原？嗟乎！肾气奔腾，实本因肾火上冲所致，然不用桂、附，亦有说。肾火必得肾水以养，不先补水遽助火，火无水济，龙雷反上升，转不收息，所以先补水，不急补火。况故纸亦补火，更能引气入气海，又何必用桂、附之跳梁哉。

一冬月伤寒，太阳麻黄汤证。元气素薄，尺脉迟缓，不敢用前方，人谓宜建中汤。以国弱兵微，宜守不宜战。建中能守而不能战，且贼盛围城，城中又有奸细，安能尽祛而出。证本太阳伤荣，舍麻黄终非治法。加人参一两，则麻黄汤散邪，人参助正，补攻兼施，正不伤，邪尽去。或谓麻黄证不得已而用参，可少用否？不知元气大虚，非参不能胜任，故必用一两，庶元气无太弱之虑，且能生阳于无有之乡，可以御敌逐寇。倘不多加人参，则邪留胸中，元气未复，安能背城一战乎？或曰：元气大虚，直用参，何以又用麻黄？似麻黄断不可少，何不以麻黄为君？嗟乎！麻黄为君，人参为佐使，必偾事。今人参一两，麻黄止一钱，是以人参为君，麻黄转作佐使，正正奇奇，并而用之，此兵道可通医道。

一冬月伤寒，汗吐下后虚烦脉微，八九日，心下痞硬，胁痛，气上冲咽喉，眩冒，经脉动扬必成痿症。人谓太阳坏症，然不止于太阳之坏。伤寒经汗吐下后虚烦，虚之至也。况脉微，非虚而何？宜现各症。痿症责在阳明，岂未成痿前反置阳明不问乎？治阳明火，宜用人参石膏汤。然汗下后，石膏峻利，恐胃难受，方用**青蒿防痿汤**：人参一两，青蒿五钱，半夏、干葛一钱，陈皮五分。连服二剂，胃气无伤，胃火自败，诸症渐愈，痿证自可免。盖此证不独胃火，肾、肝之火亦起，青蒿去胃火，且散肾肝火，一举三得。然非用参之多，则青蒿力微，不能分治脏腑。尤妙在佐之半夏、

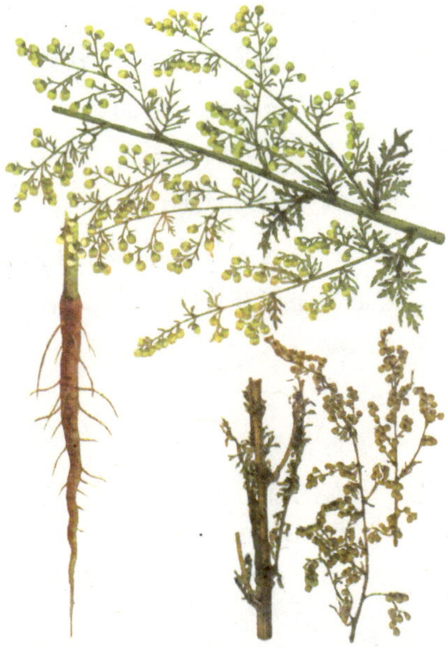

陈皮，否则痰未能全消，而气不能遽下，痞硬、胁痛乌能尽除？然恐青蒿力微，故佐干葛以共泄阳明火，则青蒿更能奏功。况干葛不甚散气，得人参以辅青蒿，尤有同心之妙。

一冬月伤寒，身热一日即谵语。人谓邪传阳明，谁知素有阳明胃火，风入太阳，胃火即沸腾矣。兼治阳明泄胃热，亦无差。然太阳邪炽，不专治太阳，则卫邪不能救，营邪不能解。先治阳明，必引邪入门，反助腾烧。不若单治太阳，使邪不深入阳明，火不治自散。用**争先汤**：桂枝三分，麻黄、甘草、花粉一钱，青蒿三钱。一剂热退谵止。此桂枝少，麻黄多，以寒轻热重也。青蒿为君者，能退热，又散寒，且入膀胱，又走胃，既解膀胱邪，又解胃火，不特不引邪入阳明，且散邪出阳明。加花粉，以谵语必带痰气，花粉消膈中痰，复无增热之虑，入诸药中，通上达下，消痰消邪，又何谵语。

一冬月伤寒，身热二日即如疟，人谓证传少阳，谁知少阳原有寒邪，一遇伤寒，因之并见。小柴胡亦奏功，但法非宜。必重治阳明，兼治少阳为是。盖阳明火邪未散，虽见少阳证，邪仍留阳明，寒热谵狂，必因而起。惟重治阳明，则胃火自散，使邪不走少阳，少阳原存之寒邪孤立，何能复煽阳明之焰。阳明火息，少阳之邪自解。用**破邪汤**：石膏、玄参、茯苓三钱，柴胡、半夏、甘草、陈皮一钱，麦冬一两。一剂热解，疟状愈。方妙在石膏、玄参治阳明火，尤妙在用麦冬滋肺燥，恐肺燥不能制肝胆，且肺燥必取给于胃，则胃枯，火愈炽。今多用麦冬使肺润，不藉胃土，肺气得养，自能制木，少阳之邪，何能附和胃火作祟？况柴胡足舒少阳气，苓、草二陈调和阳明，少阳邪无党援，安得不破。

一冬月伤寒，身热三日，腹满自利，人谓阳传于阴，孰知腹满自利，少阳太阴皆有，不辨阴阳，鲜不误事。夫太阴自利，寒极而痛；少阳自利，热极而痛。手按愈痛者少阳，按不痛者太阴。此仍须和解少阳邪，不可误认太阴。用**加减柴胡汤**：柴胡、陈皮、甘草一钱，白芍五钱，茯神、栀子二钱，当归三钱，枳壳、大黄五分。一剂腹满除，二剂利止。此和解寓微攻，分消兼轻补，所以火邪易散，正又不伤。若大承气，过于推荡，大柴胡，重于分消，故定此方以治腹满自利。

一冬月伤寒，身热四日，畏寒不已，人谓太阴转少阴，谁知仍是太阴证。太阴脾、少阴肾似不同。然脾乃湿土，土中带湿，则土原有水象，故脾寒即水寒，所以不必邪传于肾，早有畏寒。法不必治肾，专治脾，寒症自消。用**理中汤加减**治：白术一两，人参、茯苓三钱，肉桂、附子一钱。一剂寒热解。方用桂、附，似仍治少阴肾，然参、术为君，仍治脾。况脾、肾原可同治，参、术治脾亦治肾；况得桂、附，无经不达，安在独留于脾。

一冬月伤寒，身热五日即发厥，人谓邪入厥阴，谁知肾水干燥不能润肝。厥本厥阴证，邪未入于厥阴何发厥？盖肝血燥极，必取给于肾，肾水枯，又受风邪，肝无所养，故发厥，母病子亦病。法但治肾，厥症自定，母安子亦安。用**子母两快汤**：熟地、麦冬、玄参五钱，当归、茯苓、山药二钱，枣皮、芡实三钱。一剂厥定，再剂身热愈。方纯补肾，准当归滋肝血，治肾，肝在其中。所以不用芍药者，过于酸收，不若单用补水，水足制火，为更胜耳。故子母两快汤不用白芍，单用当归也。且当归善助地、枣生水，生水滋肝，即补肾肾制肝。

一冬月伤寒，身热五六日，汗不解，仍有太阳证，人谓邪反太阳，谁知邪欲反不能反乎。邪不能反太阳，当无太阳证，宜不治太阳。然不治太阳转多变。盖邪不能返，窥门而入，已过势也。太阳曾传，用药引归，邪走原路，反易散。少用桂枝汤散之，一剂邪尽除。倘多用则焦头烂额，易胜祛除？此用药机权，不可不知。

中 寒

一严寒忽感阴冷，直入腑，肢体皆冷，目青，口呕清水，腹中雷鸣，胸胁满逆，体寒发颤，腹中有凉气一股直冲而上，猝不知人，此寒气直中七腑也。中寒与伤寒大异。盖伤寒由表入里，中寒由腑入脏。虽入腑、入脏同是直中，治法终不同。盖入腑寒轻，治入腑之寒，乌可重于治脏哉。惟腑有七，中腑药似宜别。然阴寒中人，必乘三焦之寒而先入，温三焦，七腑之寒尽散。然三焦所以寒，又由胃气虚。徒温三焦而不急补胃气，则气虚不能接续，乌能回阳于顷刻？用**救腑回阳汤**：人参五钱，附子、肉桂一钱，巴戟一两。方用参扶胃，桂、附回阳，更借巴戟补心肾火，心肾火旺，三焦火更旺，且生胃气回阳，故用为君，尤统三位健将扫荡祛除，所以一剂奏功，阳回阴邪立散。

一严冬忽感阴寒，唇青身冷，手足筋脉拘急，吐泻，心腹痛，囊缩，指甲青，腰艰俯仰，此阴寒中脏。中脏重于中腑，寒入五脏，似宜分治，然不必分，直温命门火，诸脏寒尽散。盖命门为十二经主，主不亡，心君无下殿；肝木无游魂，肺金不为魄散，脾土不崩解。惟命门既寒，阳为阴逼，越出肾外，五脏不能独安，各随阳而俱遁。故中脏不必治五脏，温命门寒邪可解。虽然，五脏苟虚，大兵到处，扫荡群妖，苟无粮草，何以供命？此命门宜温，五脏之气亦当补。用**荡阴救命汤**：人参一两，白术、熟地、附子、茯神三钱，肉桂一钱，枣皮二钱。水煎服。一剂阳回，再剂痊愈。何神速？盖寒入五脏，由命门阳外出，一回其阳，寒气不留于脏。方用参、术为君，似救心、脾，附、桂、枣皮，肾亦救之，肺肝独缺，何以斩关直入，回阳顷刻？不知五脏为寒邪所犯，大约犯肾之后即犯脾、犯心，至犯肺、肝无多。故专固心肾脾，肺肝已寓，况参、附并用，无经不达，有肝肺不入乎？况补肝、补肺皆收敛药，祛邪使出，乌可留邪使入？倘用收敛补肝肺，反制参、附之手，不迅荡阴。此用药不杂，有秘义也。或曰收敛既不可以补肝肺，岂熟地、枣皮又可补肾？嗟呼！此又不通之论也。肾中水火原不相离，附、桂大热回阳，未免肾中干燥，与其回阳后补肾水以济阳，何如用火之时防微之为得。所以少用熟地、枣皮于附、桂中，以制火横。且火得水归原，水招火入宅。

一冬月直中阴寒，吐泄，身发热，人谓伤寒传经症，不知寒直中少阴，非传经也。直中阴寒，原无身热，兹何以热？此正阳与阴战，邪旺正不安于弱，以致争斗而成热。若传经少阴证，必数日后始吐泻，未有初感一日即身热，上吐下泻者，故乃直中，非传经也。直中，邪即入里；传经，由表入里。用**人参附子茯苓汤**：人参一两，茯苓五钱，附子一钱。一剂吐泻止，身热退。何其速也？此证原因阳气弱，阴气盛，故发热。助阳气，阳气旺，阴自衰。又佐附子勇猛，突围破敌，转易成功。且茯苓分消水气，胃土得安，上下之间无非阳气升降，阴邪何能冲决。

一直中阴寒，肾独受，身颤手颤，人谓寒入骨中，谁知命门火冷，不能外拒阴寒。盖命门十二官主，人有此火则生，无之则死，火旺运用一身，手足自温；火衰不能通达上下，一身皆冷，何能温手足？故命门火旺，可拒寒邪，惟火衰极，阴寒内逼，直入肾宫，命门火畏寒邪盛，几乎不敢同居。身颤难以自主，手颤难以外卫。法宜温补命门火。主不弱而后阳气旺，通达上下，阴消寒散，不致冲犯心宫。用**直中阴脏第一方**治之：附子、丁香一钱，肉桂、白术二钱。一剂寒祛，身手定。方尽阳药，以治阴证固宜，然急症何以少用分两，成功至神？盖因火欲外越，一助火即回宫。火既归，又有余火相助，则命门火旺，毋论祛寒，寒已望火遁矣。

一少阴肾感中邪气，小肠作痛，两足厥逆，人谓寒邪直入肾，孰知入肾兼入小肠腑乎。肾，脏也，脏重于腑，何必辨其邪入小肠？然辨证不清，药定寡效。虽肾开窍于二阴，又曰肾主大小便，肾寒小肠亦寒，治肾小肠亦愈，终不知小肠与肾同感寒也。盖寒客小肠则腹痛脉不通，脉既不通，安得两足不厥逆？法不必治小肠，仍治肾。治肾者，温肾也，温肾即所以温小肠。用**止逆汤**：附子一钱，白术三钱，前子三分，吴萸五分。一剂痛除厥止。方用附子祛寒，吴萸通气，加白术、车前利腰脐消湿，虽治小肠，实温肾宫。命门热，小肠之气化自行，又焉有不通。故不治痛痛除，不转逆逆定。

卷 二

中 风

一入室向火，边热边寒，遂致左颊出汗，偶出户，为贼风所袭，觉右颊拘急，口㖞于右，人谓中风，孰知向火，火逼热并一边也。惟和气血，佐解火，则火平，㖞斜正。用**和血息火汤**：升麻、秦艽、甘草一钱，黄芪、麦冬三钱，防风、桂枝三分，当归、玄参五钱，白芷五分，花粉二钱。二剂愈。方补血气为先，何辅佐多用阳明药？盖阳明脉起于鼻交中，循鼻外，入上齿中，是两颊与齿正阳明部位。升麻、白芷，阳明经药，用之引于齿颊。秦艽能开口噤，防风能散风邪，桂皮实表，固宫卫，与黄芪、玄参同用，善通经络，活脏腑，纵真有风邪何处存？自应如桴鼓。

一久痢后卒昏仆，手撒眼瞪，小便自遗，汗出不止，喉作曳锯，人谓中风，孰知病在下多亡阴，阴虚阳暴绝，本不治。然灸气海，阳气得续，亦有生者。但阳回不用补气，阳气随回随绝。用**独参汤**：人参三两，附子三分。煎灌，而人不死。气海前与丹田相通，乃生气之原，故灸之而阳回，非助以人参，则气回不能生生不息。

一两手麻，面亦麻木，人谓中风将现，谁知气虚不能运血。头乃六阳之经，面乃阳之外见。气旺则阳旺，气衰则阳衰。旺则气行于面，面乃和；衰则气滞于血，面乃木。面木，阳衰可知，何能运动手指？治宜补气，通阳之闭，手面之麻木解。方用**助气通阳汤**：人参、当归、茯苓三钱，白术、黄芪、葳蕤五钱，防风五分，花粉、麦冬、乌药各二钱，木香、附子三分。二剂手解，四剂面解，六剂不发。此方大补气，气旺血行，又何麻木？

一身猝倒，目紧闭，昏晕不识人，人谓中风危症，谁知乃心气乏绝乎。身中未有不痰盛者，痰盛则直走心经，心气乏绝，则痰涎壅住，膻中不能开。虽膻中为心君相，痰来侵心，膻中先受，所以障心而使痰不入。然膻中本卫心以障痰，何反壅痰以害心？不知心气虚，膻中亦虚，膻中既虚，仅可障痰以卫心，力难祛痰以益心。况痰气过盛，犯心甚急，膻中坚闭夫膜膈，使痰之不入，心气因之不通，不能上通，故目闭不识人。治法急宜补君相火，佐之祛痰，心气一通，目自开，人自识。用**四君子加减**治之：人参一两，白术二两，茯苓三钱，附子一钱，竹沥、姜汁一合，菖蒲三分。一剂目开，再剂识人。此方用参、术以救生气之绝，然非附子，断不能破围直入。非竹沥、姜汁，则痰涎间隔。然附子孤单，又借菖蒲向导，直达心宫。

一素性好饮，两臂作痛，服祛风治痰药更麻木，痰涎愈盛，体软筋弛，腿膝拘疼，口噤语涩，头目晕重，口角流涎，身如虫行，搔起白屑，人谓中风已成，抑知脾气不足乎。人生赖饮食以养，饮食过多，反伤脾气，脾气伤，有何益？况酒散人真气，少饮则益，多饮则损。贪杯则脏腑无非糟粕之气，欲真气无伤，得乎？故体软筋弛，脾虚不能运也；痰涎加盛，脾虚不能化也；腿膝拘痛，脾虚不能行也；口噤语涩，脾虚气难接也；头目晕重，脾虚气难升也；流涎，脾虚不能摄；起屑，脾虚不能润，不补脾气乌能愈？用**六君子加味**治：人参五钱，白术一两，甘草一钱，半夏二钱，陈皮五分，附子三分，茯苓三钱。十剂愈。六君补脾兼治痰，然非附子，不能走经络，通血脉。或疑白术太多，不知白术健脾又去湿，多用始能利腰脐升阳气，阳气不下陷，脾得建其运化。

一怒后吐痰，胸满作痛，服四物、二陈加芩、连、枳壳不应，更加祛风，反致半身不遂，筋渐挛缩，四肢痿软，日晡益甚，内热口干，形体倦怠，人谓风中于腑，谁知郁怒未解，肝气未舒所致。误用风药，损气伤血，致似中风。法须仍解郁怒，佐补血补气，益阴益精之味。用**舒**

怒益阴汤：熟地、白芍一两，当归五钱，茯苓、麦冬、丹皮三钱，甘草、陈皮五分，柴胡、人参一钱，白术二钱。十剂筋缩愈，再十剂肢不软。后用六味汤煎饮二月半，身皆遂。方即逍遥散加味，用参、地、麦冬，实有妙义。盖逍遥散为解郁圣药，散而得补，补始有功。用白芍一两以平肝，肝气平则木不克土，又健脾开胃，辅佐相成，反败为功。

一怀抱郁结，筋挛骨痛，喉间似有结核不下，服乌药顺气等方，口眼歪斜，两臂不伸，痰涎愈甚，内热晡热，人谓偏枯之渐，谁知肝木不舒乎。木既不舒，木中之火又安得舒，自然木来克土，脾胃两伤，脾热胃燥，内自生风，正不必外风入始见前症也。法自必补脾胃。然徒补脾胃，肝来克土，脾胃仍不舒，必须摅肝以扶脾胃始得。方用**舒木生土汤**：白芍、熟地五钱，茯苓、白术、玄参三钱，山药、远志、郁金、人参一钱，生枣仁、麦冬、当归二钱，甘草五分。此心、脾、胃、肺、肝、肾药也。何以谓舒木生土汤？不知心者不耗肝气，治肾所以生肝，治肺使不克肝，治脾胃使不仇肝，群药无非滋肝舒木。木舒脾胃有不得其天者乎。此名实有微意。

一人忽自倒，不能言语，口角流涎，右手不仁，肌肤顽，人谓气虚中风。气虚则有之，中风则未也。此乃心气虚，不能行气于胃，胃气又虚，胃自生热，蒸其津液，结为痰涎，壅塞隧道，不能行气于心，即堵截其神气出入之窍，故神明瞀乱，神明无主，则舌纵难言，廉泉穴开则口角流涎。一身运动，全藉气以行，今气大虚，不能行于四肢，则手自不仁。右，气所属。气不行于肌肤，则痛痒不知。若作风治，未有不死。即于补气中加祛邪药，或可苟延性命，亦必成半体风症。故半体之风，皆错治中风而成也。宜**六君加附子**治之：人参一两，白术、黄芪二两，半夏三钱，茯苓五钱，附子、甘草、陈皮一钱。一剂声出，二剂痰涎收，十剂尽愈。参、苓、芪、术补气圣药，加附子遍达诸经，岂独心胃相通，痰涎不壅塞乎？［批］原本未载附子分两，据愚酌定。文守江。

一无故身倒，肉跳心惊，口不能言，手不能动履，痰声如鼾，惟目能动，人谓因痰中风，孰知此痰病也。怪病多生于痰，痰病多生于湿，痰湿结而不散，有见鬼猝倒者，此特其一耳。医谓中风，误矣。然不治痰而治风，适招风生变；即不治风而治痰，亦不能消痰弭灾。必大补气血，用**十全大补汤**：人参、当归、茯苓、白术五钱，黄芪、熟地一两，白芍三钱，甘草一钱，川芎、肉桂二钱。一剂能言，二剂惊跳止，三剂鼾声息，十剂手动足行。又廿剂，如无病人。此证世以风治，多偾事。惟大补气血，断不生变。

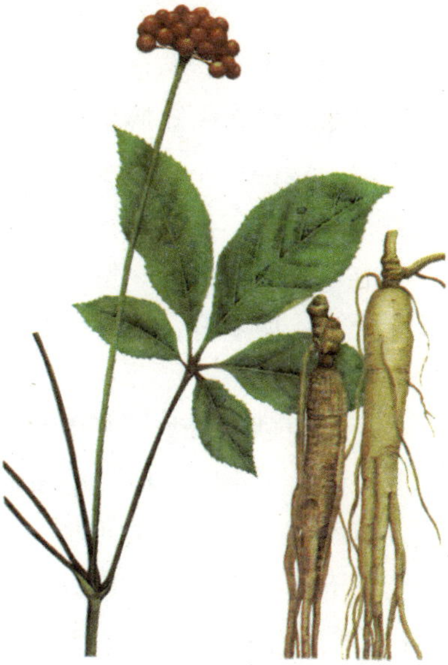

一一时猝倒，痰涎壅塞，汗出如雨，两手足懈弛不收，口不能言，囊缩，小便自遗，人谓中风急症，谁知阴阳两脱证。至危，刻不可缓。作风治，下口立亡，必**三生饮**救之：人参二两，生附子一枚，生南星五钱，生半夏三钱。一剂囊伸，小便止，再剂能言，始议他药。此病甚暴，非斩关夺门，何能直入脏腑，追散失之元阳？故投于人参数两，始可夺命于顷刻。惟关门既开，再有**济急丹**：人参、当归、熟地、麦冬一两，白术、茯苓、枣皮五钱，半夏三钱。二剂元气日旺，虚汗不流，手足运动，无瘫痪之忧。如破城而守，内无粮草，士有饥色，今关门大开，搬运而入，仓粮足，兵马飞腾，贼自望风而遁。倘仍用附子、南星，过于酷烈，损伤元气，不又多乎？妙在用归、地、枣皮、麦冬资阴。盖前此斩杀太甚，脏腑枯焦，一旦赀财接济，真不啻恩膏之赐，自然踊跃奋兴，手舞足蹈。

痹　证

一两足牵连作痛，大便微溏，夜不能寐，卧则足缩不伸，伸则愈痛，人谓伤寒成痹，谁知风寒湿同结大肠乎。风入大肠，日大便，邪似易下，即有湿气，亦可同散，何以固结于中，痛形两足乎？不知寒邪入腹留大肠，又得风湿相搏，不肯遽散，因成痹。法必去风寒湿，使不留大肠，痹病可愈。使徒治大肠邪，三气转难祛散。又宜益大肠气，肠中气旺，转输倍速，三气易祛。用**逐痹丹**：人参一两，白术、茯苓五钱，升麻、神曲五分，甘草、苡仁一钱，肉桂三分。一剂湿去，二剂风寒散。此方治湿多，治风寒反轻。盖水湿最难分消，治其难，易者更易。况治湿不伤元气，大肠自传送，风寒随湿同解。

一呕吐不宁，胸膈饱闷，吞酸作痛，因而两足亦痛，人谓胃口寒，谁知风寒湿结胃而成痹乎。胃喜热不喜寒，胃口一寒，邪因相犯，风入胃不散，湿停胃不行，三者合，痹成。法祛三邪，仍调胃气，胃气健，三者不攻自解。用**六君子加减**治：人参、荆芥、茯苓三钱，白术五钱，生姜五片，半夏一钱，陈皮、甘草、肉桂五分。十剂痊愈。此方开胃，又喜分消，加生姜、荆芥，尤善祛散风寒。

一小便艰涩如淋，下身生痛，时上升如疝气，人谓疝，或谓淋，孰知风寒湿入于小肠成痹。小肠主泄水，水出小肠，何邪不去。乃缩住不流，风寒作祟也。必散小肠，风寒湿不难去。然宜兼治膀胱，膀胱利，小肠无不利。虽膀胱亦有痹症，治小肠痹，当以治膀胱者治之。用**攻痹汤**：车前子、茯苓三钱，苡仁一两，肉桂五分，木通二钱，白术五钱，王不留行一钱。连数剂，似淋不淋，似疝不疝，再数剂，痛如失。此方利湿不耗气，祛寒风自散，又何用逐风以损脏腑。

一身上下尽作痛，有时止，痰气不清，欲嗽不能，咽喉气闷，胸膈饱胀，二便艰涩，人谓肺气不行，谁知风寒湿犯三焦乎。三焦主气，气流通于上、中、下，风寒湿感一气即不宣，况三者抟结，毋怪其清浊两道闭塞，因而作痛。法宜急祛三者之邪。然三焦不可径治，宜兼治肾、肺、脾胃。肾气旺，下焦气通；肺气肃，上焦气降；脾胃气健，中焦气始化。理肾、肺、脾胃气，益散邪，则三焦得令，风寒湿不难去。用**理本汤**：人参、肉桂、豨莶草一钱，白术、芡实、山药五钱，麦冬、巴戟、茯苓三钱，桔梗、贝母五分，白芥子二钱，防己三分。四剂上中下气通，病尽解，八剂诸症痊愈。此方扶肺、肾、脾胃气，轻于祛风寒湿者，正理本也。理本，标在中，况兼荡邪，所以能神。

一肌肉热极，体上如鼠走，唇口反裂，久则缩入，遍身皮毛尽发红黑，人谓热痹。风寒湿合而成痹，未闻三者外更添热痹。此乃热极生风，似痹实非痹。解阳明热，少散风则得矣，不必更治湿。至于寒邪，尤不必顾，盖既热不寒耳。用**化炎汤**：玄参一两，甘菊五钱，麦冬、羚羊角、生地五钱，炒荆芥、升麻三钱。二剂热少减，四剂尽愈。用玄参、升麻、生地、麦冬解阳明火，更退肺金炎，以肺主皮毛也。然仅治肺与胃，恐只散内热，不能散外热，又使升、芥导出外，不使内留以乱心君。外既清凉，内有不快乎。羚羊角虽取散火毒，亦藉其上引唇口，使缩裂愈。或谓阳明火毒，盍用石膏、知母？不知火热外现于唇口、皮毛、肌肉，用大寒凉直攻，必从下泄，不能随升、芥外泄。故用玄参、甘菊于补中表火为得。

一脚膝酸痛，行步艰难，按皮肉，直凉至骨，人谓冷痹。痹曰冷，正合风寒湿三者之旨。此虽合三邪，寒为甚。盖挟北方寒水之势侵入骨髓，乃至阴寒，非至阳热不能胜。然至阳热，又恐过虐，恐邪未及祛，至阴之水先已熬干，真水涸，邪水必泛，邪水盛，寒风助之，何以愈痹？用**真火汤**：白术五钱，巴戟一两，附子、防风一钱，牛膝、茯苓、石斛三钱，萆薢二钱。连服十剂，症尽愈。妙在用巴戟为君，补火仍是补水之，辅佐又彼此相宜，不用肉桂、当归温血分，实有意。盖补气则生精最速，生精既速，温髓亦速。若入血分药，则沾濡迟滞，欲速不达。萆薢原忌防风，使相畏而相使，更复相宜，所以同群共济。

一咳嗽不宁，胸膈窒塞，吐痰不已，上气满胀，不能下通，人谓肺痹。亦知肺痹因于气虚乎？肺，相傅之官，治节出焉。统辖一身之气，无经不达，无脏不转，是肺乃气主。肺病则气病，气病则肺病。然则肺痹即气痹，治肺痹乌可舍气不治？但肺虽主气，药不能直入，必补脾胃以生肺气。然生肺者只脾胃，克肺有心，仇肺有肝，耗肺有肾。一处生不敌各处克，此气所以易衰，邪所以易入。且脾胃又能暗伤肺金。饮食入胃，必由脾胃转入于肺，今脾胃即受风寒湿，湿亦随脾胃气输肺，肺乃受伤。况多怒，肝气逆于肺；多欲，肾气逆于肺。肺气受伤，风寒湿填塞肺窍成痹。用**肺痹汤**：人参、茯苓三钱，白术、白芍五钱，苏叶二钱，半夏、陈皮一钱，枳壳、黄连、肉桂三分，神曲五分。十剂诸症尽愈。或谓人参是矣，但多用恐助邪，何用之咸宜？不知肺气因虚成痹，人参畏实不畏虚，况有苏叶治风，半夏消湿，肉桂祛寒，邪何能作祟。苓、术健脾开胃，白芍平肝，连、桂交心肾，肺气安宁，自然下降，正不必陈皮之助。

心痛

一久患心疼，时重时轻，大约饥则重，饱则轻，人谓寒气攻心，谁知虫伤胃脘乎。盖心，宁静之宫，寒热皆不能到，倘寒犯心，立死，安能久痛？凡痛久皆邪犯心包、胃口，但暂痛，不常痛，断无饥重饱轻。惟虫饥则觅食，头上行，无食充饥，上窜，口啮胃脘之皮，症若心痛。不杀虫，痛何能止？用**化虫定痛汤**：生地二两。水煎汁二碗，入白薇二钱，煎汁一碗，淘饭食之。非吐物如虾蟆，即泄物如守宫。大凡胃湿热人多生虫，饮食倍常，皆有虫，此方皆效。盖生地杀虫于有形，白薇杀虫于无形，合用最神。虫死痛除，非药能定。

一一时心痛，倏又不痛，已而又痛，日数十遍，饮食无碍，昼夜不停，人谓虫。虫痛非一日而成，岂有无端一时心痛乎？或谓火，火必终日痛，非时痛时止。乃此气虚，微感寒湿，邪冲心包作痛，不冲即不痛，心痛不一，此即古云“去来痛”也。痛无补法，独此必须补。然徒用补，不祛寒、祛痰，亦不能定痛。用**去来汤**：人参、茯苓三钱，二术五钱，甘草、川乌二钱，半夏一钱。一剂痛止，再剂不发。方用二术为君，最有微意。盖痛虽由气虚，毕竟湿气侵心包，二术去湿又健脾胃，以佐参、苓补气利湿，湿去气更旺；川乌直入心包，祛逐寒邪；半夏行中脘，消败浊痰；甘草调停邪正，以奏功于眉睫。

一心痛极苦，不欲生，彻夜呼号，涕泗滂沱，人谓火邪犯心，莫知其故。盖肝气不舒，郁火犯心，心属火，火极反致焚心，往往自焚而死。故心火太旺，为心所恶，又肝木助，则心不能受，必号呼求救，自然涕泪交垂。且肝木又系郁火，尤非心所喜，故人心心不受。然火势太旺，不能遏抑，虽心宫谨闭，心包掩护，未易焚烧，然肝火，龙雷之火，每从下冲上，霹雳震天，火光所至，焚林烧木，天地且为动荡，能遏止呼？此肝火冲心，所以直受其害。法必泄肝火，解木气郁，少佐安心，心痛自止。用**救痛安心汤**：白芍一两，炒栀子、苍术三钱，柴胡、贯仲二钱，甘草、乳香、没药一钱。一剂止，二剂愈。柴、芍解肝郁，栀子、贯仲泄肝火，乳香、没药止痛，甘草、苍术和中消湿，故二剂奏功。

一真心痛，法不救，其痛不在胃脘间、两胁处，恰在心窝中，如虫咬蛇钻，饮食不入，手足冷，面目青红是也。真心痛有二：一寒邪犯心，一火邪犯心。寒犯心，如直中阴经，病立死，死后手足尽紧黑，甚则遍身青，非药能救，以至急也。倘家存药饵，用人参一二两，附子一二钱，急救之，否则必死。若火犯心犹缓，可觅远物，故不可不传方。但同是心痛，寒热何辨？盖寒邪舌必滑，热邪舌必燥。辨是火邪，用**救真汤**投之：炒栀子三钱，炙草、菖蒲一钱，白芍一两，广木香二钱。一剂痊愈，但须忍饥一日，断不再发。慎之！既是心痛，宜用黄连治心火，何以治肝？不知肝为心母，泄肝木则肝不助火，心气自平，正善于治心火也。倘直泄其心，心必受伤，虽暂效，脾胃不能仰给心火，则生气遏抑，必至中脘虚寒，又变他症，此黄连不用反用栀子。

胁 痛

一两胁作痛，经年累月，时少止，后又痛，痛时发寒热，不思饮食，人谓肝病，尚未知所以成之故。大约多因拂抑，欲怒不敢，不怒不能，忍耐吞声，未得舒泄，肝气郁，胆气亦郁，不能取决于心，心中作热，外反变寒，寒热交蒸，肝血遂瘀，停住两胁作痛。顺境时肝气少舒，痛少愈，若遇不平，触动怒气，前病兴动更重。法须解怒气，解怒要在乎肝。用**遣怒汤**：白芍二两，柴胡、甘草、木香末、乳香末一钱，白芥子、生地三钱，桃仁十粒，枳壳三分。十剂痛除。平肝舍白芍实无第二味，世人不敢多用，孰知必多用而后效。用至二两，力倍寻常，遍舒肝气。况柴胡疏泄，甘草调和，桃仁、芥子攻瘀，乳香、广木止痛。

一横逆骤加，大怒，叫号骂詈，致两胁大痛，声哑，人谓怒气伤肝。然人必素有火性，肝脉必洪大无伦，眼必红，口必大渴呼水，舌必干燥开裂，急平肝泄火，方舒暴怒，倘不中病或稍迟，必触动其气，呕血倾盆。用**平怒汤**：白芍三两，丹皮、当归一两，炒栀仁五钱，炒黑荆芥、花粉、香附三钱，甘草一钱。三剂痛如失。用白芍平肝，甘草缓急，肝气平缓。加当归、荆芥之散，栀子、丹皮凉泄。然徒散火，火为痰气所结，未能遽散，又加香附通气，花粉消痰，怒虽甚，有不知而解。或疑药太重，凉药过多，讵知人素有火，加大怒，五脏无非热气，非大剂凉药，何以平怒解火。

一跌仆后，两胁胀痛，手不可按，人谓瘀血，用小柴胡加胆草、青皮愈。次年左胁复痛，仍用前药不效。盖瘀积不散，久而成痛。小柴胡半表里药，能入肝舒木，胁正肝部，何以不效？盖能散活血，不能散死血。活血易于推动，行气瘀滞可通，死血难于推移，行气沉积莫涤。用抵当丸，以水蛭、虻下有形死血。一剂必便黑血愈，后用**四物汤加减**调理：熟地、白芍一两，丹皮、三七根末二钱，川芎一钱，当归五钱。苟既下死血，不用四物补血，肝舍空虚，又因虚成痛，惟补血，则死去新生，肝气快畅，何至再痛。又加三七根止血者，盖水蛭、虻虫过于下血，死血行后，新血随之，不其无益。所以旋补旋止，始奏万全。

头　痛

一头痛连脑，目赤红如破裂，此真头痛。一时暴发，不治。盖邪入脑髓，不得出也。犹不比邪犯心与犯脏也，苟得法，亦有生者。盖真头痛虽必死，非即死症，传一奇方，名**救脑汤**：辛夷三钱，川芎、当归一两，细辛一钱，蔓荆子二钱。一剂痛止。细辛、荆子头痛药，得辛夷导引即入脑。然三味皆耗气，同川芎用，头虽愈，过于辛散，故加当归之补血补气，气血周通，邪自不能独留于头，所以合用。

一头痛如破，去来不定。此饮酒后，当风卧，风邪乘酒气之出入而中之。酒气散，风邪遂留。太阳经本上于头，头为诸阳之首，阳邪与阳战，故往来经络间作痛。痛既得之于酒，似宜兼治，然解酒药转耗气，愈不能效，不若直治风邪奏功尤速。用**救破汤**：川芎一两，细辛、白芷一钱。一剂愈。盖川芎最止头痛，非细辛不能直上头顶，非白芷不能尽解邪气，遍达经络。如藁本等药，未尝不止痛，然大伤元气，终逊川芎，散中有补。

一头痛不甚重，遇劳、遇热皆发，倘加色欲，头岑岑欲卧。此少年过酒色，加气恼，头重，药不效。盖此症得之肾势，无水润肝，肝燥，水中龙雷之火冲击一身，上升脑顶，故头痛且晕。法宜大补肾水，少益补火，水足制火，火归肾宫，火得水养，不再升为头痛。用**八味地黄汤加减**治之：熟地、川芎一两，枣皮、山药五钱，茯苓、丹皮、泽泻三钱，肉桂一钱。十剂痊愈。后去川芎，加归、芍各五钱，再十剂不发。盖六味补精，肉桂引火，川芎治头痛，合用奏功。但头痛在上焦，补肾在下焦，何治下而上愈？且川芎阳药，入至阴中偏能取效？不知脑髓、肾水原相通，补肾，肾气由河车直入脑，未尝相格。川芎虽阳药，然补血走脑顶，独不可入脑内乎？况肉桂助火，火，阳也。同气相合，故同群共济，入于脑中，又能出于脑外，使宿疾寒邪尽行祛散。寒既散，肾火永藏下焦，水火既济，何至再冲。后去川芎者，头痛痊，恐耗气耳。加归、芍，肾肝同治，尤善后。

一半边头风，或左或右，大约多痛左，百药罔效。此郁气不宣，又加风邪袭少阳经，致半边头痛。时重时轻，大约顺适轻，遇逆重，遇拂抑事更加风寒，则大痛不能出户。久后眼必缩小，十年后必坏目，急须解郁。解郁，解肝胆气也。风入少阳胆，似宜解胆，然胆肝为表里，治胆必须治肝。况郁先伤肝，后伤胆，肝舒胆亦舒。用**散偏汤**：白芍五钱，川芎一两，郁李仁、柴胡、甘草一钱，白芥子三钱，香附二钱，白芷五分。一剂即止痛，不必多服。川芎止头痛，然同白芍用，尤生肝气以生肝血，肝血生，胆汁亦生，如是胆无干燥，郁李仁、白芷自上助川芎散头风。况柴胡、香附开郁，白芥子消痰，甘草调和滞气，肝胆尽舒，风于何藏，故头痛顿除。后不可多用者，头痛久，不独肝胆虚，脏腑阴阳尽虚，若单治胆肝舒郁，未免销除其阴。风虽出于骨髓外，或劳、或感风，又入于骨髓中。愈后须补气血，善后策也。

一遇春头痛，昼夜不休，昏闷，恶风寒，不喜饮食。人谓风寒中伤，不知《内经》云：春气者，病在头。气弱，阳气内虚，不能随春气上升于头，故头痛昏闷。凡邪在头，发汗解表可愈。今气不能上升，是无表邪，若发汗，虚虚，清阳之气益难上升，气不升，则阳虚势难外卫，故恶风寒。气弱力难中消，故不喜食。法宜补阳，则清升浊自降，内无所怯，外亦自固。用**升清固外汤**：芪、术三钱，人参、当归二钱，白芍五钱，炙草五分，陈皮三分，柴胡、蔓荆子、川芎、花粉一钱。二剂愈。即补中益气变方。去升麻用柴胡者，以柴胡入肝，提木气也。木旺于春，升木以应春气，则木不陷于肝，清气腾于头，况参、芪、归、芍补肝气，气旺上荣，亦气旺自固，又何头痛。

腹　痛

一腹痛欲死，按之更甚，此火痛也。但火有胃、脾、大小肠、膀胱、肾。胃火必汗多、渴、口中臭；脾火走来走去无定处；大肠火，大便闭结，肛门干燥，后重；小肠火，小便闭涩如淋；膀胱火，小便闭涩苦急；肾火，阳强不倒，口不渴，面赤，水窍涩痛。既辨明后，因症治病。今一方治火腹痛，无不愈，名**导火汤**：玄参一两，生地五钱，车前子三钱，甘草一钱，泽泻二钱。二剂皆愈。火有余，水必不足。玄参、生地滋阴，则阳火自降，况前、泻滑利，甘草调和，尤能导火解纷。辨知胃火，加石膏，脾火加知母，大肠火加地榆，小肠火加黄连，膀胱火加滑石，肾火加黄柏，尤效。

人有终日腹痛，手按之而宽快，饮冷则痛剧，此寒痛也。不必分别脏腑，皆命门火衰而寒邪留之也。盖命门为一身之主，命门寒而五脏七腑皆寒矣，故只宜温其命门之火为主。然命门之火不可独补，必须治兼脾胃。火土相合而变化出焉。然又不可止治其土。盖土之仇者，肝木也，命门助土而肝木乘之，则脾胃之气仍为肝制而不能发生，必须制肝，使木不克土，而后以火生之，则脾胃之寒邪即去，而阳气升腾，浊阴销亡于乌有，土木无战克之忧，而肠腹享安宁之乐矣。方用**制肝益火汤**：白芍三钱，白术五钱，茯苓三钱，甘草一钱，肉桂一钱，肉豆蔻一枚，半夏一钱，人参三钱。水煎服。一剂而痛减半，再剂而痛尽除也。方中虽六君子加减，无非助其脾胃之阳气，然加入白芍，则能平肝木之气矣。又有肉桂以温命门之火，则火自生土，而肉豆蔻复自暖其脾胃，则寒邪不战而自走也。

一腹痛，得食则减，饥则甚，面黄体瘦，日加困顿，此虫痛也。盖因饥食难化物不消，渴饮寒冷不化，久变虫。然虫生于肠胃，倘阴阳气旺，虫骤生，必随灭。惟阴阳气衰，不能运化，虫乃生不死。初食物，后渐饮血，腹痛作。安可单杀虫不补气血？用**卫生汤**：人参三钱，白术五钱，白薇、槟榔、干葛、甘草一钱，榧子、使君子十枚。一剂腹转痛，二剂痛除。转痛，拂虫意也。切忌饮茶水，一饮茶水，虫不尽杀。禁半日，虫尽化水，从二便出。妙在参、术为君，升腾阳气。阳气升，虫不自安，必向上觅食，所佐尽杀虫药也，又安能不死。倘饮茶水，虫得水，翻波鼓浪，死中得活，虫活根未除，虽暂安，久必虫多。

腰 痛

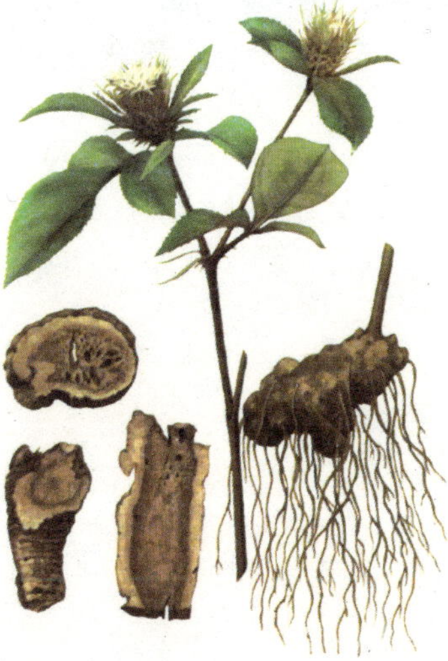

一腰重如带三千文，不能俯仰，人谓腰痛。腰痛不同，此房劳行役，又感风湿而成。既房劳行役伤肾，必须补肾无疑，何愈补愈痛？盖腰脐之气不通，风湿入肾不得出耳。法宜先利腰脐之气，祛风利湿后，大补肾中水火自愈。用**轻腰汤**：白术、苡仁一两，茯苓五钱，防己五分。水煎服，二剂腰轻。方妙全在利湿不治腰，一方两治。然忌多服，以肾有补无泄，防己多用，必至内泄肾邪，损伤正气。

故肾中有邪，泻去肾邪而腰轻。至邪尽，过泻肾水而肾病。另用**三圣汤**：桂仲一两，白术五钱，枣皮四钱。水煎服。此方补肾水火，仍利腰脐，肾中有可通之路，则俯仰皆适矣。

一动则腰痛，自觉其中空虚无着，乃肾虚腰痛也。夫肾虚，有水火不同。经谓诸痛皆属火，独肾虚腰痛非火。肾中有火则腰不痛。然治肾虚腰痛，宜补肾火耳。然火非水不生，不补水，火无水制，痛亦不止。必于水中补火，水火既济，肾足痛自除。用**补虚利腰汤**：熟地一两，杜仲、白术五钱，故纸一钱。水煎，连服四剂自愈。故熟地补肾水，白术利腰脐，熟地不至呆补。杜仲、故纸补火止腰痛，得熟地则不至干燥，调剂相宜，故效最捷。

一腰痛日重夜轻，小水难涩，饮食如故。人谓肾虚，谁知膀胱水闭。膀胱为肾府，膀胱火盛则水不能化，水反转入肾中。膀胱，太阳经也。水火虽犯于肾之阴，病终在阳不在阴。故不治膀胱而治肾。用补精填水或添薪益火，增肾气之旺。然阴旺阳亦旺，肾热膀胱亦热，膀胱之水不流，膀胱之火愈炽，必更犯肾宫而腰痛莫痊。用**宽腰汤**：车前子三钱，苡仁、白术、茯苓五钱，肉桂一分。水煎服。一剂膀胱之水大泄，二剂腰痛顿宽。车前、茯苓利膀胱水，苡仁、白术利腰脐气，则膀胱与肾气内外相通。加肉桂一分，引肾气外归于膀胱，直达于小肠，从阴外泄，不返入肾宫，则腰痛速愈，岂偶然哉。

卷 三

咽喉门

一感冒风寒，忽咽喉肿痛，势甚急，变成双蛾，其症痰涎稠浊，口渴呼饮，疼痛难当，甚有勺水难入者，此阳火壅阻于喉，势若重，病实轻。夫阳火，太阳膀胱火也。膀胱与肾表里，膀胱火动，肾经少阴火即来相助，故直冲咽喉，肺、脾、胃火亦随之上升，于是借三经之痰涎，尽阻塞喉间，结成火毒不解。似宜连数经治，然本始于太阳，泄膀胱火，诸经之火自安。但咽喉近肺，太阳即假道于肺，肺即狭路战场也，安有舍战场要地，先捣其本国乎？用**破隘汤**：桔梗、玄参、花粉三钱，甘草二钱，柴胡、麻黄、山豆根一钱，白芍五钱。一剂咽宽，二剂蛾消。此方散太阳邪二，散各经邪五，尤加意散肺邪者，由近致远也。

一咽喉肿痛，日轻夜重，亦成蛾如阳证，但不甚痛，自觉咽喉燥极，水咽少快，入腹又不安，吐涎如水，将涎投水中，即散化为水。人谓喉痛生蛾，用泄火药反重，亦有勺水不能下咽者。盖日轻夜重，阴蛾也，阳蛾则日重夜轻。此火因水亏，火无可藏，上冲咽喉。宜大补肾水，加补火，以引火归藏，上热自愈。用**引火汤**：熟地三两，巴戟、麦冬一两，北味二钱，茯苓五钱。一剂火归肿消，二剂痊愈。方用熟地为君补水，麦、味为佐滋肺，金水相资，水足制火。加入巴戟之温，又补水药，则水火既济，水下趋，火不得不随，增茯苓前导，则水火同趋，共安肾宫，何必用桂、附引火归元乎？况症因水亏火腾，今补水，倘用大热之药，虽引火，毕竟耗水。余用巴戟，取其引火，又足补水，肾中无干燥之虞，咽喉有清肃之益，此巴戟所以胜附、桂也。

牙 齿

一齿痛不可忍，每至呼号。此脏腑火旺，上行牙齿作痛。不泄火不能捷效。然火虚实，大约虚火动于脏，实火起于腑。实火有心包、胃，虚火有肝、脾、肺、肾。齿牙各有部位，两门牙上下四齿属心包，门牙旁上下四齿属肝，再上下四齿乃胃，再上下四齿脾也，再上下四齿肺也，再上下四齿肾也。大牙亦属肾。肾经有三牙，齿多者贵。以前数分治多验。火既多，宜分治。然吾用**治牙仙丹**：玄参、生地一两。诸火俱效。辨心包火加黄连五分，肝火加炒栀子二钱，胃火加石膏五钱，脾火加知母一钱，肺火加黄芩一钱，肾火加熟地一两。二剂火散，四剂平复。火既有虚实，何一方均治？不知火有余，乃水不足。滋阴则阴阳之火无不自戢。况玄参泄浮游之火，生地止无根焰，泻中有补，故虚实咸宜，实巧而得其要者也，况辨证加各经药乎？或曰火生于风，治火不治风，恐非妙法。不知火旺生风，未有风大生火。人感风邪，身必发热，断无风止入牙而独痛之理。治火兼治风，此世人之误，治火病用风药反增火势。或疑膀胱、胆、心、大小肠、三焦皆有火，何俱不言？不知脏病腑亦病，腑病脏亦病，治脏不必治腑，泄腑不必泄脏。况膀胱、心、胆、三焦、大小肠俱不入牙齿，故不谈。

一多食肥甘，齿牙破损作痛，如行来行去，虫也。齿乃骨余，最坚，何能藏虫？不知过食肥甘，热在胃，胃火日冲口齿，湿气乘之，湿热相搏不散，乃虫生于牙。初少，久则蕃衍，蚀损其齿，遂致堕落。一而再，再而三，有终身之苦。必外治，若内治，虫未杀而脏腑先伤。用**五灵至圣散**：五灵脂三钱（研绝细末），白薇三钱，细辛、骨碎补五分。各研为细末。先用滚水含漱齿牙至净，后用药末五分，滚水调如稀糊，含漱口齿半日，至气急吐出，如是三次，痛止虫死，断不再发。齿痛原因虫，五灵、白薇杀虫于无形，加细辛散火，骨碎补透骨，引灵、薇直进骨内，虫无可藏，虫死痛自止。

鼻 渊

一鼻流清水，久流涕，又久流黄浊物如脓髓，腥臭不堪闻，流十年必死。此病得之饮酒太过，临风而卧，风入胆中，胆之酒毒不能外泄，遂移热于脑，脑得热毒又不能久藏，从鼻窍出，夫脑窍通鼻，胆气何以通脑？酒气又何以入胆？凡善饮酒，先入胆，胆不受酒，能渗酒，酒经胆渗，酒气尽解。倘多饮，胆不及渗，则胆不胜酒，即不及化酒而毒存。卧则胆气不行，又加寒风，胆更不舒。夫胆木最恶寒风，外寒侵则内热愈甚。胆属阳，头亦阳，胆热不能久藏，必移热上走于头，脑在头中，头无藏热之处，遇穴即入，况胆与脑原相通，脑之穴大过于胆，遂乐居不肯还于胆。迨久思迁，寻窍而出，乃顺趋于鼻。火毒浅，涕清，深，涕浊，愈久愈重，并脑髓尽出，欲不死，得乎？治脑可也，必仍治胆者，探其源也。用**取渊汤**：辛夷二钱，当归三两，柴胡、贝母一钱，炒栀子三钱，玄参一两。三剂痊愈。盖辛夷最入胆，引当归补脑气，引玄参泄脑火，加柴、栀舒胆中郁热，胆不助火，自受补益矣。然不止涕者，清火益气，正止之也。盖鼻原无涕，遏上游出涕之源，何必截下流之水乎？或疑当归过多，不知脑髓尽出，不大补则脑气不生。辛夷耗散，非可常用，故乘其引导，大用当归补脑添精，倘后减辛夷，即重用无益。此用药先后之机也。疑者不过嫌性滑妨脾，不知脑髓直流，髓不化精，精少，精少必不能分布于大肠而干燥，当归润之，正其所喜，何疑之有。

一鼻塞，浊涕稠黏数年，人谓鼻渊，火结于肺，谁知火不宣似鼻渊而非乎。夫郁，五脏皆有，不独肝。《内经》曰：诸气偾郁，皆属于肺。肺郁则气不通，鼻乃肺门，鼻气亦不通。《难经》曰：肺热甚则出涕。肺清虚之府，最恶热，肺热则肺气必粗，肺液必上沸，结为涕，热甚涕黄，热极涕浊，败浊岂容于清虚之府，自从鼻而出。用**逍遥散加味**治：柴胡、白术、茯苓二钱，当归、白芍、桔梗三钱，陈皮五分，甘草、黄芩、白芷、半夏一钱。二剂轻，八剂愈。此治肝郁，何肺郁亦效？不知逍遥散治五郁，非独肝。况佐桔梗散肺邪，黄芩泄肺热，且引群药直入肺经，何郁不宣。故壅塞通，稠浊化。

目　痛

一目痛如刺，两角多眵，羞明畏火，见日则涩，胞浮肿，泪湿，此肝风火作祟，脾胃气不升耳。人脾胃为后天，不甘受肝之制，则土气遏抑，土不伸，则津液枯，木亦无所养，加风袭，木更燥。目，肝窍，肝皆风火，目欲清凉得乎？惟肝燥目痛，偏生泪者，盖肾救耳。肝，肾子，子为风火所困，必求救于母，肾痛其子，必以水济，然风火未除，肾欲养木而不能，肝欲得水而不敢，于是目反损矣。然水终为木所喜，火终为木所畏，故畏日羞明。法当祛风灭火，然徒治风火，不用和解，则风火不易散。用**息氛汤**：柴胡、花粉、白蒺藜二钱，当归、白芍、甘菊、炒栀子、白茯苓三钱，荆子一钱，草决明一钱。二剂退，四剂不羞明，六剂愈。此方泄肝木，调脾胃，佐治目退医，真和解得宜。

一目痛经年红赤，胬肉攀睛，拳毛倒睫，乃误治而成。凡目初痛为邪盛，久痛为正虚。正虚误作邪盛，则变此证。世动外治，不知内未痊，外治劫药反受害。今一方，凡胬肉攀睛，拳毛倒睫，无不渐愈，但不速效。名**磨翳丹**：葳蕤、甘菊、当归、白芍、同州蒺藜一斤，陈皮二两，柴胡三两，白芥子四两，茯神半斤。各为末，蜜丸。早晚滚水送下五钱，服完愈。此方用攻于补，不治风火，风火自息；不治胬肉攀睛，拳毛自痊，勿谓无奇也。

一目痛后迎风流泪不已，夜则目暗不明，一见灯光，两目干涩，此少年斫丧元阳，又加时眼，不守色戒，损伤大眦，眦孔不闭，一见风寒即透。内虚，外邪难杜，故出泪。夫泪生于心，大眦心窍。伤心则泪出，伤大眦泪亦出，正内外关切也。伤大眦即伤心。欲止泪必急补心。然补心必兼治肾肝，使肾生肝，肝更补心。用**固根汤**：葳蕤、熟地一两，当归、白芍、麦冬五钱，甘菊三钱，菖蒲三分，柴胡五分。四剂不畏风，八剂不流泪，再十剂愈。盖葳蕤止泪，当归、白芍补肝，熟地滋肾，麦冬补心，佐甘菊、菖蒲、柴胡舒风火，引诸药，塞泪窍，固本末自愈。

一患时眼后，目不痛，淡红，羞明畏日，无异痛时，此内伤，误作实火，又多色欲耳。再作风火治，必失明。必大补肝肾，使水生肝木，肝木旺祛风，目得液养，虚火尽散。用**养目汤**：熟地、当归一两，白芍、麦冬、葳蕤五钱，枣皮四钱，北味、甘草一钱，甘菊二钱，柴胡五分。八剂痊愈矣。方大补肝肾。世医每拘成方，不顾虚实，治火为主，予传此方，望治目者察虚实。如虚，此方之效如响，正不必分先后也。初痛内伤又何辨？盖日痛重，阳火实证；夜痛重，阴火虚证。虚症用此方，随手建功。

一阴火上冲，两目红肿，泪出不热，不甚羞明，日轻夜重。此虚症。然虚不在肝而在肾。肾中无火，下焦寒甚，逼火上浮。法宜补火兼补水。肾中有火则水不寒，有水火不燥。阴虚火动当兼治，治目岂殊？用**八味汤加减**治：熟地一两，枣皮、山药五钱，苓、泽、丹皮、甘菊三钱，柴胡五分，肉桂一钱。一剂火归顿愈。盖阴阳之道，归源最速。六味滋肾水，肉桂温命门火，火喜水养，同归本宫，龙雷安静，火光自散。又佐柴、芍、甘菊，风以吹之，通天泽之气，雷火更安。

一目痛余，白眦变黑，目不疼痛，仍能视物，毛发直如铁条，痴痴如醉，不言语，人谓血晴症，谁知肾邪乘心乎。夫心火肾水似相克，然心火非肾水不能养，肾不交心，必烦躁。但肾可资心，不可过侮。夫心得资，心宜受益，惟肾有邪水，挟以资心，心不伤乎？心受肾邪本死症，但现黑色于目者，以肾救心，非犯心也。白眦变黑，赤白难分，毛发直，非其验乎？痴痴如醉，不言语，挟制太甚，无可如何也。法宜斩关直入，急救君主，祛荡肾邪，拨乱反正。用**转治汤**：茯苓、人参、白术五钱，附子、菖蒲、良姜一钱，五灵脂末二钱，白芥子三钱。一剂痴醉醒，二剂发软，三剂黑眦解，四剂愈。肾邪不过寒湿，用辛燥温热，自易祛除，又佐夺门引路，有不复国于须臾，定乱于顷刻。

一经闭三月，忽目红肿，疼痛如刺，人谓血虚不能养目，谁知血壅而痛乎。夫经不通，似血枯，然血过盛，肝反闭塞不通。经闭，热无可泄，转壅于上，肝开窍于目，乃走肝而目痛。肝脉必大而有力，或弦而滑，非细涩微缓无力。宜通经以泄肝。用**开瘀汤**：红花、归尾、丹皮、郁金三钱，牛膝、柴胡二钱，花粉二钱，桃仁十四枚，大黄、香附、玄胡一钱。一剂经行，二剂愈。此不治目，但通经，经通热散目安。

耳痛附耳聋

一双耳忽肿痛，内流清水，久变脓血，发寒热，如沸汤响或如蝉鸣，此少阳胆气不舒，风邪乘之，火不得散。宜舒胆气，佐祛风泻火。然或不效。盖胆受风火之邪，燥干胆汁，祛风泄火，胆汁愈干，火势益炽，火借风威耳，病转甚。用**润胆汤**：白芍、当归、玄参一两，柴胡一钱，炒栀子二钱，花粉三钱，菖蒲八分。十剂全痊。归、芍入胆且入肝，胆病肝必病，平肝胆亦平。柴、栀舒肝正舒胆，肝舒，肝血必旺，肝血旺，胆汁自濡，胆汁濡，风火不治自散。加花粉逐痰，风火无党。菖蒲通耳窍，引玄参退浮游之焰，自然风火渐祛，上焦清凉，耳痛随愈。

一耳中如针触生痛，并无水生，只有声沸，人谓火邪，谁知水耗。耳，肾窍。肾不足则耳闭。然必先痛而后闭，肾火冲也。火不得出则火路塞，火不再走于耳而成聋。但火上冲耳，火之路何以塞？盖火日冲于耳，耳窍之内有物塞之，如火坑薪，成炭成灰，岁久必塞阻无路，宜速治，否则成聋难治。用**益水平火汤**：生熟地、麦冬、玄参一两，菖蒲一钱。三剂愈。四味补水又泄火，不损肾气，肾气足，肾火自降。菖蒲引肾气上通，火得上达，又何阻？抑老人耳聋，高寿之徵，不知已聋不必治，未聋宜治。此治已聋尚效，矧未聋。

一耳痛后虽愈，耳鸣如故，人谓风火犹在，仍用祛风散火，鸣更甚，以手按耳，鸣少息，此阳虚气闭。法宜补阳气，兼理肝肾。用**发阳通阴汤**：人参、白术、当归、白芥子二钱，茯苓、黄芪、白芍三钱，肉桂、甘草五分，熟地五钱，柴胡、炒荆芥一钱。二剂愈。即十全大补变方也。治气血两虚，何治阳虚亦效？不知阳虚阴必虚，单补阳，阳旺阴衰，转动其火，不若兼补，阴阳相济，彼此气通，蝉鸣顿除。

一耳聋，不闻雷霆，耳内不疼痛，大病后、年老多有。乃肾火内闭气塞，最难效。法当大补心肾。虽耳属肾，非心气相通则心肾不交，反致阻塞，故必补肾，使肾液滋心，即补心，使心气降肾，心肾交，自上升通耳。方用**启窍汤**：熟地二两，枣皮、麦冬一两，远志、炒枣仁、茯神、柏子仁三钱，北味二钱，菖蒲一钱。四剂耳中必响，再十剂。外用龙骨一分，雄鼠胆一枚，麝香一厘、冰片三厘、研绝细末，分作二丸，以绵裹，塞耳中，不可取出，一昼夜即通，神效。耳通，仍用前汤，再服一月。后用六味丸，大料吞服，否，恐不能久聪。

一耳闻如风雨声，或如鼓角响，人谓肾火盛，谁知心火亢极。凡心肾交，始上下清，司视听，否，必听闻乱。故肾火太旺，心畏肾炎，不交肾；心火太旺，肾畏心亢，不交心，均使耳鸣。但心不交肾鸣轻，肾不交心鸣重。今风雨鼓角，鸣之重也。欲肾气归心，必须使心气归肾。用**两归汤**：麦冬、熟地一两，黄连二钱，生枣仁五钱，丹参、茯神三钱。四剂不发。此凉心药也。心清凉，肾不畏心热，乐与来归，况全是益心滋肾，不特心无过燥，肾且大润，不啻夫妇同心。

口 舌

一产妇舌出不收，人谓舌胀，谁知心惊乎。舌乃心苗，心气安，舌如之。产子惊恐，自异常时，心气动，心火不宁。胎胞之系通于心，用力产子，心为之惧，故子下舌亦出。舌出不收，心气过升故也，必须降气为主。古有以恐胜者，舌由惊出，复增以恐，愈伤心气，未必不随收随出。且产后心虚，又变他症，故降气必补心。用**助气镇心丹**：人参三钱，茯神二钱，菖蒲五分，朱砂、北味一钱。水煎，调朱砂末含漱，久之咽下。一二剂愈。用朱砂镇心，人参生气，气旺火自归心，火归焰息，舌亦随收，何必重增恐惧哉。

一舌下牵强，手大指、次指不仁，两臂麻木，或大便秘，或皮肤赤晕，人谓风热，谁知恼怒，因郁而成乎。夫舌属阳明，胃、大肠之脉散居舌下，舌下牵强，胃与大肠之病也。原因肝气不伸，木克胃土，

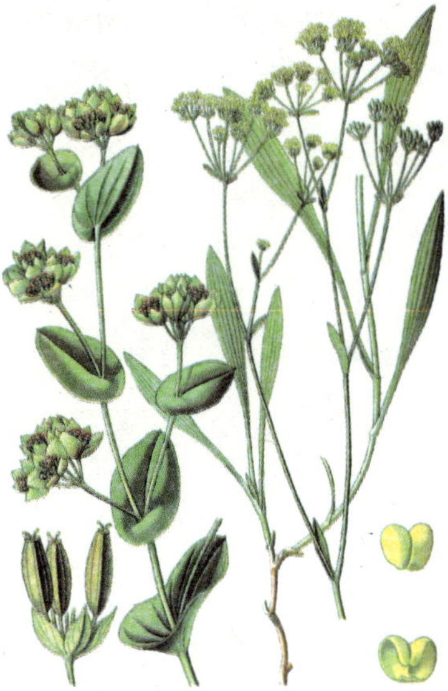

土虚不能化食，遂失养于臂指经络间，麻木不仁。臂指经络如此，何能外润皮肤？此赤晕所由起也。胃受木克，胃气太燥，无血以润大肠，因热生风，肠中燥结，遂失传送矣。法须通大肠而健胃，然肝郁不平肝以补血，又何济乎？用**八珍汤加减**治之：人参、柴胡、甘草、槐角、白术、茯苓一钱，当归、白芍、熟地一钱，陈皮、半夏五分。十剂痊愈。八珍补气血，柴胡舒肝，槐角清火，肝郁解，胃自旺，转输搬运无滞矣。

血 证

一一时狂吐血，必本于火。然吐血虽本于火，吐多火必为虚。况血去无血养身，又用泄火，重伤胃气，无论血不骤生，气亦不转，必至气脱死。法禁止血，当活血。不仅活血，急固气。盖气固则已失之血渐生，未失之血再旺。用**固气生血汤**：黄芪一两，当归五钱，炒黑荆芥二钱。二剂血止气旺，四剂血归。此即补血汤之变。妙在荆芥引血归于气中，引气生于血内，血气之阴阳交，水火之阴阳自济，脏腑经络不致再沸。至于有形之血不能速生，无形之气所当速固。大约此方治初起呕吐狂血最妙，若吐血久，不可多服。

一久吐血未止，或半月、或一月一吐，或三月数次，或经年一次，虽未咳嗽，吐痰不已，委因殊甚，此肾肝吐也。吐血未必皆肝肾病，然吐久未有不伤肝肾者。肾枯肝燥，龙雷之火不安于木中，下克脾胃，脾胃虚寒，火逆冲上，欺肺金，挟胃血沸腾，随口而出。必肾，肝、肺三经统补为妙。用**三合救命汤**：熟地半斤，麦冬三两，丹皮二两。水煎一二碗，日尽服。方用熟地补肾滋肝，麦冬清肺制肝，丹皮去肝浮游之火，又引火归肾，使血归经。然非大用重剂不济。至火息血静后，以地黄丸服之，愿世人守此以当续命丹。

一痰中吐血丝，日少夜多，咳嗽不已，多不能眠，此肾火冲咽喉，不归命门，故沸为痰上升。心火又欺肺弱，复来相刑，是水中兼有火气，所以痰中见血丝。用**化丝汤**：熟地、麦冬一两，贝母、苏子、荆芥一钱，玄参、茯苓五钱，地骨皮、沙参三钱。二剂血丝除。此肺、肾、心三经兼治，加去痰退火，倘不用补，吾恐痰愈多，血愈结。但愈后不可仍服，用**益阴地黄丸**：熟地一斤，山药、枣皮半斤，麦冬、地骨皮十两，北味三两，丹皮、茯苓六两，泽泻四两。蜜丸，日服三钱。

一咳血，血不聚出，先咳嗽，觉喉下气不能止，必咯出其血而后快，人谓肺逆，谁知肾气逆乎。肾气者，肾中虚火也。虚火盛由于真水衰，水衰则不能制火，火逆上冲，血宜大吐，何以必咳而出？盖肺气阻也。夫肺乃肾母，肾水，肺顺子。肾火，肺娇子。肺本生水不生火，恶娇子也。骄子于是骂诟呼号，上夺肺血，肺又不肯遽予，故两相牵而咯血。用**六味地黄汤**：熟地、麦冬一两，山药、枣皮五钱，北味一钱，茯苓、泽泻、丹皮三钱。四剂咯止，一月痊愈。六味滋水，麦、味益肺，自足制火，何至再咯。此治水不须泻火也。

一血因咳嗽出。多因劳伤耗肾水，不能分给各脏，又多房劳，水益涸。水涸金生，以泄肺气，无如肾取给无已。夫贫子盗气，母痛剥肤，求救于胃，胃受肝凌，不敢生肺，肝木生火，心火必旺，心旺必乘肺，肺受外侮，呼子相援，肾不能制火，火凌肺愈甚，肺避子宫，子窘，不得不仍返本宫，而咳嗽吐血。治宜救肺，然救肺肾涸，肺仍顾肾。故治肺须补肾，肾足肝平，心火息而肺安。用**救涸汤**：麦冬、熟地二两，地骨皮、丹皮一两，白芥子三钱。二剂轻，十剂自愈。麦、地同用，肺肾两治，加地骨皮、丹皮，实有微义。盖嗽血必损阴，阴虚则火旺，此火乃阴火，二味解骨髓中热，则肾无熬煎，不索肺金，肺中滋润，自济肾，子母相安，肾渐濡养肝制心，外侮不侵，何有耗散。白芥子消膜膈痰，无他深意，以阴气虚耗必有痰，取不耗真阴气也。

一鼻衄经年不止，或愈或不愈，鼻衄较吐血少轻，然不治或不得法，皆杀人。吐血犯胃，衄血犯肺。胃浊道，肺清道。犯浊，五脏反复；犯清，只肺一脏逆。犯清虽轻，气逆则一，逆则变生，宜调肺气。但肺逆成于肺火。肺无火，肺火仍是肾火。肺因心逼，肾水来救，久之水涸，肾火来助，二火斗，血妄从鼻上越。则调气舍调肾无他法，调肾在补水制火。用**止衄汤**：生地一两，麦冬三两，玄参二两。一剂止。麦冬治肺乏，生地、玄参解肾火，火退气自顺，气顺血归经。倘畏重减轻，火未易遏，正不效。

一耳出血，涓涓不断，三日人死。此病少，实有其症。耳，肾窍，耳流血，自是肾虚，然血不从胃从口出，从耳出，心包火引之耳。心包与命门火相通，胃为心包子，胃恐肾火害心兼害胃，故引火上走耳，诸经所过，卷土而行，故血随出。虽耳窍甚细，不比胃口，无冲决之虞，涓涓不绝，其能久乎？用**填窍止氛汤**：麦冬一两，熟地二两，菖蒲一钱。一剂即效。用熟地补肾，麦冬息心包火，二火息，耳窍不闭，血暂止，必仍越出，故用菖蒲引二味直透耳中，引火返心包，火归，耳窍闭矣。

一舌上出血不止，舌必红烂，裂纹中有红痕，血从痕出，虽不猝杀人，久亦不救。此心火炎，肾水不济也。邪水犯心则死，真水养心则生，故心肾似相克实相生。今水不交心，欲求肾养而不得，乃求救于舌下之廉泉。然肾水足，廉泉亦足，如江河水旺，井泉自满。今水既不济心，又何能上升于唇口？此廉泉欲自养方寸舌而不能，又济心乎？故泉脉断而井裂，亦无济于心，并烂其舌。舌烂，清泉泥泞，必流血。大补心肾，使交济，舌血自断。用**护舌丹**：丹皮、麦冬、桔梗三钱，甘草、人参、北味一钱，玄参五钱，熟地一两，黄连三分，肉桂一分。一剂血止，四剂愈。此方专交心肾，使心通肾，肾济心，舌无取给，症自愈。

一齿缝出血如线标，此肾火沸腾也。夫齿属肾，肾病宜现于齿。然齿若坚固，血无隙可乘，似治齿标血，宜治齿。然肾为本，齿乃末。夫肾龙雷之火直奔咽喉，宜从口出，何以入齿？盖肾火走任、督，上趋唇齿，乘隙而出。火性急，齿缝隙小，故标如线。用**六味地黄汤加味**治：熟地一两，山药、枣皮四钱，丹皮、麦冬五钱，苓、泻三钱，北味、骨碎补一钱。一剂血止，四剂不发。六味补水，水足火自降，火降血不妄行。加麦、味从化源以补肺，水尤易生，骨碎补透骨补漏，血欲不止得乎？

遍身骨痛

一背腰膝足胫皆痛，饮食知味，不能起床，即起，疼痛不耐，必须捶敲按摩，否则其痛串走，在骨节空隙处作苦不可忍。人谓痛风，然痛风多感风湿，感风湿多入骨髓。风湿入经络易去，入骨髓难祛。以骨髓属肾，肾有补无泄，祛风湿则伤肾，肾伤则邪欺正弱，深居久住。然肾无泄，胃与大肠未尝不可泻。泄胃、大肠风湿，风湿自去。盖胃乃肾关，大肠，肾户也。用**并祛丹**：黄芪、玄参一两，白术、茯苓五钱，甘菊三钱，炙草一钱，羌、防五分。三剂痊愈。后用**八味地黄丸**调理。论理不治肾，治胃与大肠风湿。风宜干葛，湿宜猪苓。有风湿必化为火，宜石膏、知母。然邪在骨髓，必用气分之剂提出，在气分后，微寒、轻散和解之，则邪易化。邪即出，后补肾，真水火足，邪不再侵。

一遍身生块而痛，人谓痛风，不知因湿不入脏腑，反走经络皮肤。其痛较风湿入骨髓反轻，然治不得法，其痛正同。此块乃湿痰结成。消痰于肠胃易，消痰于经络皮肤难。然吾治肠胃，经络皮肤之痛块自消。用**消块止痛汤**：人参、半夏、白术三钱，黄芪、茯苓、苡仁五钱，羌、防一钱，桂枝五分。四剂痛止，十剂块消，二十剂消尽。块因正气虚，气虚则痰结。人参、芪、术补气，气旺痰势衰。茯苓、苡仁利湿，半夏消痰，羌、防去风，桂枝逐邪，欲留其块，不可得也。倘徒治经络皮肤，反损脾胃，脾胃伤，气不行于经络皮肤，块且益大。

卷 四

五 郁

一心腹饱胀，时肠鸣数声，欲大便，甚则心疼，两胁填实，或吐痰涎，或呕清水，或泄利暴注，以致两足面浮肿，身渐重大。此初起乱治，及后必作蛊胀治，谁知土郁乎。土郁，脾胃气郁也。《内经》将土郁属气运，不知原有土郁之病，不可徒咎岁气，不消息脏腑。夫土气喜升不喜降，肝木来侮，则土气不升；肺气来窃，则土气反降。不升且降，土气抑郁不伸，反克水矣。水受克，不能直走长川大河，自然泛滥溪涧，遇浅则泄，逢窍则钻，流何经即何经受病。法宜疏通其土，使脾胃气升，则郁可解。然实脾胃素虚，则肝侮肺耗。倘脾胃气旺，何患其成郁哉。必须补脾胃，后用夺法，则土郁易解。用**善夺汤**：茯苓一两，车前子、白术三钱，柴胡、半夏一钱，白芍五钱，陈皮三分。四剂渐愈。方利水不走气，舒郁兼补正，何必开鬼门，泄净府，始谓土郁夺之哉。

一咳嗽气逆，心胁胀满，痛引小腹，身不能侧，舌干嗌燥，面陈色白，喘不能卧，吐痰稠密，皮毛焦枯，人谓肺燥，不知肺气之郁，为心所逼而成。然火旺由于水衰，肾水不足，不能为肺复仇，肺金受亏，抑郁之病起。如父母为外侵，子难报怨，父母断不怪子之怯，怨天尤人，不能相遣。是治肺郁，可不泄肺乎？然惟大补肾水，水足心有取资，必不犯肺，是补肾水正泄肺金。用**善泄汤**：熟地、玄参一两，枣皮五钱，荆芥、牛膝、炒枣仁、沙参三钱，贝母一钱，丹皮二钱。二剂轻，十剂痊愈。方补肾制心，实滋水救肺。肺得水泄而金安，肾得金养而水壮，子母同心，外侮易制，此金郁泄之，实有微旨。

一遇寒心痛，腰膝沉重，关节不利于屈伸，时厥逆，痞坚腹满，面黄黑，人谓寒邪侵犯，谁知水郁之症乎。此症土胜木复之岁居多。然脾胃气过盛，肝胆血太燥，皆能成之。何可舍此四种，他治水郁哉。虽然水郁成于水虚，水有因水因火不同。因水者，真水虚，真水虚，邪水自旺；真火者，真火虚，真火虚，真水益衰，水火二而一者也。大约水中补火，火足水自旺，水旺郁不成。用**补火解郁汤**：熟地、巴戟一两，山药、杜仲、苡仁五钱，肉桂五分。四剂自愈。方中水火并补，自然水火既济，正不必滋肝胆而调脾胃也。

一少气，胁腹、胸背、面目、四肢䐜胀愤懑，时呕逆，咽喉肿痛，口干舌苦，胃脘上下时痛，或腹暴痛，目赤头晕，心热烦闷懊侬，暴死，汗濡皮毛，痰多稠浊，颧赤，身生痱疮，人谓痰火作祟，谁知火郁乎。火性炎上，火郁违其性矣。五脏有虚实、君相火不同。郁乃虚火，相火即龙雷火。雷火不郁不发动，过郁又不能发动。若君火、实火，虽郁仍能动。虚火自不可泻，相火自不可寒，所当因其性而发之。用**发火汤**：柴胡、甘草、神曲、远志一钱，茯神、炒枣仁、当归三钱，白术、白芥子二钱，陈皮三分，木香五分。一剂郁解，二剂尽愈。方直入心包以解郁，又不直泻火，反补气血，消痰去滞，火遂其性。或疑龙雷之火在肾肝，不在心包，今治心包，恐非其治。不知心包火下通肝肾，不解心包，龙雷郁火又何能解？吾解心包，正解龙雷郁火。苟徒解龙雷之火，则龙雷上升，心包阻抑，劈木焚林，祸必更大。惟解心包，则上火既运，下火渐升，下火亦可相安而不必升，此法最巧，医当细审。

一畏寒热，似风非风，头痛颊疼，胃脘饱闷，甚则心胁相连䐜胀，膈咽不通，吞酸吐食，见食则喜，食完作楚，甚则耳鸣如沸，昏眩欲仆，目不识人，人谓风邪，谁知木郁乎。夫木属肝胆，肝胆气郁，上不行心包，下必克脾胃。后天以脾胃为主，木克则脾不能化，胃不能受。脾胃空虚，津液枯槁，何能布于脏腑？且木喜水，脾胃焦干，木无水养，克土益深，则土不生肺，肺必弱，不能制肝。木过燥，愈作祟矣。宜急舒肝胆气。然不滋肝胆血，则血不能润，木郁不解。用**开郁至神汤**：人参、白术、炒栀子一钱，香附三钱，茯苓、当归二钱，白芍五钱，陈皮、甘草、柴胡五分。二剂尽解。方妙无克削，又立去滞结，胜逍遥散。或谓宜解散不宜补益，不知境遇不常，元气或漓，不可执郁难用补之见，况入人参，正无伤，郁又解。

咳 嗽

一骤感风寒，忽咳嗽，鼻塞不通，嗽必重，痰必先清后浊，身必畏风寒，此风寒入皮毛，肺先受。肺窍通鼻，受邪鼻窍不通，阻隔肺气也。肺窍不通，人身之火不能流行经络，乃入肺以助风寒。故初起咳嗽，必先散风寒，少佐散火，忌重用寒凉抑火，又忌酷热助邪，和解最妙，如甘桔汤、小柴胡是也。然或谓小恙，不急治，久则肺虚难愈，则宜补脾胃母与肾水子，似宜分治。余一方，既利子母，复益咳嗽，新久皆效。用**善散汤**：麦冬、苏叶二钱，茯苓、天冬、玄参三钱，甘草、贝母一钱，黄芩八分，款冬五分。方用二冬安肺气，茯、草健脾胃，玄参润肾水，苏叶、款冬解阴阳风邪，加黄芩清火，贝母消痰，故奏功。

一风寒已散，痰气未清，仍咳嗽气逆，烦冤，牵引腰腹，俯仰不利，皆谓须治痰。然治痰而痰愈多，咳愈急，嗽愈重。盖治痰，标也，标在肺，本在肾，不治肾而治肺，此痰不去，咳嗽不愈也。肾为痰本何也？人生饮食原化精，惟肾气虚，胃中饮食所化津液欲入肾而肾不受，则上为痰。肾气既虚，宜望胃中津液以自助，何反不受？不知肾虚因肺气之虚，肾见肺母困乏，必欲救之，忍背母而自益乎？无如心见胃液生肺，嗔子私养仇家，转来相夺，则津不生肺，反为痰涎外越。然肾不能报母仇者，水少也，水多自制火。大补肾水，既克心火之余，更济肺金不足，心不夺而肺自安，自然津液下润，化精不化痰。用**子母两富汤加味**治：熟地、麦冬二两，甘草、柴胡一钱，白芍五钱。以熟地滋水，麦冬安肺，加柴、芍、甘草舒肝胆气，使不克脾胃，土气易升，上救肺，下救肾，且邪易散，有不测之妙也。

一咳嗽长年不愈，痰黄结块，凝滞喉间，肺气不清，用尽气力始吐出，此乃老痰，年老阳虚人最多，然消痰清肺多不效，盖徒治痰不理气也。痰盛则气闭，气行则痰消。老年孤阳用事，又气闭不行，痰结于膈膜间，阳火熬煎遂成黄浊。气虚不送，故必咳久始出。用**六君子汤加减**治之：白术五钱，茯苓、白芥子三钱，陈皮、人参、柴胡五分，白芍一两，甘草、栀子一钱。二剂痰色白，四剂易出，十剂咳嗽除。补阳，开郁，消痰，祛火，有资无克，则老痰散，咳嗽除。倘徒用攻，则阳气伤，痰难化，何日清快乎。

一阴气素虚，更气恼，偶犯风邪，咳嗽，用散风祛邪药反甚。此不治阴虚也。然滋阴不平肝，则木来侮金，咳难已。宜平肝又补水，则水资木，木气更平。用**平补汤**：熟地、麦冬、白芍一两，甘草、白术、人参五分，柴胡、炒黑荆芥一钱，茯苓三钱，花粉二钱，百合五钱。此大补肺、肾、脾胃，先解肝郁，肝郁解，肺经风邪不祛自散。人谓补肾、肺、平肝足矣，何又补脾胃而用人参？不知三经非脾胃之气不行，少加参、术通之，则津液易生，三经尤能相益。

一春夏不嗽，遇秋凉即咳嗽，甚至气喘难卧，人谓肌表疏泄，谁知郁热难通乎。气血流通，风邪不入，惟气血闭塞，邪转相侮。盖气血闭则凝滞而变为热矣。热欲出，寒欲入，闭极反予邪以可乘之机。春夏寒难犯热，秋冬热难拒寒。春夏皮肤疏，内热易宣，秋冬皮肤致，内热难发，所以春夏不嗽秋冬嗽。倘不治郁热，惟发散，徒虚其外，愈不能当风寒，徒耗其中，转增郁热，法贵攻补兼施，既舒内热，复疏外寒。当归五钱，大黄、甘草一钱，花粉、白术三钱，陈皮三分，薄荷、荆芥、黄芩、桔梗二钱，神曲五分，贝母二钱。四剂，秋冬断无咳嗽。妙在用大黄于祛火消痰中，走而不宁，通郁最速，当归走而不滞，白术利而不攻，同队逐群，解纷开结。

喘

一偶感风寒，忽喘，气急抬肩，吐痰如涌，喉如水鸡，此外感误认内伤。补气则气塞不能言，痰结不可息。法宜解表，忌纯补，不忌清补。用**平喘仙丹**：麦冬五钱，桔梗、茯苓三钱，甘草、半夏二钱，黄芩、山豆根、射干、白薇一钱，乌药、苏叶八分。一剂喘平，二剂愈。盖风寒从风府直入肺，尽祛其痰涌喉间，势若重，较内伤喘大轻。此方消肺邪不耗肺气，顺肺气不助火，故痊愈。如强暴入门，见卒健器锋，中多解纷，有不急走而退乎。

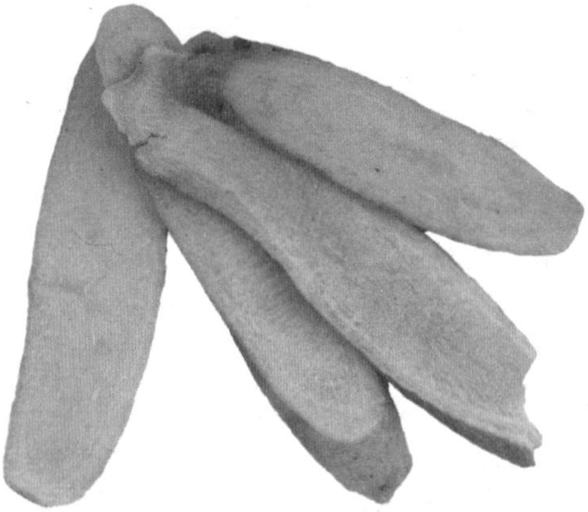

一七情气郁结滞，痰涎或如破絮，如梅核，咯不出，咽不下，痞满涌盛，上气喘急，此内伤外感兼而成也。治内伤，邪不出，治外感，内不愈，吾治肝胆，内外皆愈。盖肝胆乃阴阳之会，表里之间也，解其郁，喘可平。用加味**逍遥散**：白芍五钱，白术、当归、茯苓三钱，柴胡、甘草、苏叶、半夏、厚朴一钱，陈皮五分。二剂痰气清，四剂喘愈。病成于郁，解郁病自痊。

一久咳，忽大喘不止，痰出如泉，身汗如油。此汗多亡阳，吾谓可救，以久嗽伤肺不伤肾也。喘多伤肾，久嗽未有不伤肾者，以金不能生水，肾气自伤也。然伤肺以致伤肾，与竟伤肾不同。盖伤肺，伤气也，伤肾，伤精也。故伤肺以致伤肾者，终伤气，非伤精。精有形，气无形，无形者补气可生精，即补气以定喘；有形者必补精以生气，又必补精以回喘。所以伤肺不比伤肾之难。用**生脉散**：麦冬一两，人参五钱，北味二钱。一剂喘定，二剂汗止，三剂痰少。更加花粉、当归二钱，白术、白芍五钱，十剂痊愈。此方补气圣药。补肺自生肾。肾得水，火不上沸，龙雷自安肾脏，不必又补肾。以视伤肾动喘，轻重不大殊哉。故曰伤肺易，不信然乎。

怔 忡

一怔忡，遇拂情，听逆言，便觉心气怦怦，不能自主，似烦非烦，似晕非晕，人谓心虚。然心虚由肝虚，肝虚肺必旺，以心弱不能制肺也。肺无火炼，必制木太过，肝更不能生心，心气益困。故补心必补肝，补肝尤宜制肺。然肺娇脏，寒凉制肺，必伤脾胃，脾胃受寒，不能运化水谷，肝何所资？肾又何益？所以肺不宜制而宜养。况肺愈养愈安，愈制愈动。用**制忡汤**：人参、白术、麦冬五钱，白芍、当归、枣仁一两，北味一钱，贝母五分，竹沥十匙。水煎调服。十剂痊愈。妙全在不定心，但补肝平木，木平则火不易动。补肺养金，则木更静，木静，肝生血，自润心液，不助心焰，怔忡自愈。

惊 悸

一闻声惊，心怦怦，半日后止。人谓心有痰，痰药不效。久不必闻声，亦惊且悸，常若有人来捕者，是惊悸相连而至。虽是心虚，惊悸实不同。盖惊轻悸重，惊从外来动心，悸从内生动心也。若怔忡，正悸之渐也；若悸，非惊之渐也。故惊悸宜知轻重。一遇怔忡，宜防惊，惊宜防悸。然虽分轻重，治虚则一。用**安定汤**：黄芪、熟地一两，当归、生枣仁、白术、茯神、麦冬五钱，远志、柏子仁、玄参三钱，半夏二钱，甘草一钱。一二剂轻，十剂愈。夫神魂不定而惊生，神魂不安而悸起，皆心肝血虚。血虚则神无归，魂无主。今大补心肝之血，则心肝有以相养，何有惊悸？倘用药骤效，未几仍然者，此心肝大虚，另用**镇神丹**：人参四两，当归、麦冬、生枣仁、茯苓、生地三两，白术五两，远志二两，熟地八两，柏子仁、白芥子、醋淬龙骨一两，虎睛一对，陈皮三钱。各为末，蜜丸，滚水下，早晚各五钱，一料痊愈。龙能定惊，虎能止悸。入补心肾药中，使心肾交，神魂自定。

虚 烦

一遇事或多言烦心生，常若胸中扰攘，不思而念若纷纭，不动而意若嘈杂，此俗云虚烦。乃阴阳偏胜，火有余，水不足也。或谓虚烦乃心热加胆寒，心热则火动生烦，胆寒则血少厌烦。不知虚烦本心热，无胆寒。夫胆喜热恶寒，世云胆寒则怯者，正言胆之不寒也。然胆寒则怯，何敢犯火热之心。可见虚烦是心火热，非胆木寒矣。古人用温胆汤治虚烦而烦转甚者，正误认胆寒也。治宜补心兼清心之味，则正寒益心而虚烦除。用**解烦益心汤**：人参、当归、花粉二钱，黄连、白术一钱，生枣仁、茯神三钱，玄参五钱，甘草三分，枳壳五分。一二剂烦除。此纯清心药，加消痰者，有火必有痰也。火化痰而烦益剧者，痰火散而烦自释矣。况有补心之剂，同群共济哉。

一年老虚烦不得寐，大便不通，常有热气自脐下直冲心，便觉昏乱欲绝，人谓火气冲心，谁知肾水大亏乎。夫心液实肾精也，心火畏肾水克为假，喜肾水生乃真。心得肾交，心乃生，心失肾通，心乃死。虚烦，心死之渐。惟肾既通心，何以脐下之气上冲而生烦？得毋关元之气非肾之气？不知肾之交心乃肾水，非肾火。老人孤阳无水，热气上冲，肾火冲心也。火有余，实水不足，大补肾水，则水足制火，火不上冲，烦自止。用**六味地黄汤加味**治：熟地一两，枣皮、炒枣仁、麦冬、白芍、丹皮五钱，山药四钱，北味一钱，茯苓、泽泻、甘菊、柴胡五分。二剂烦却，四剂大便通，二十剂不发。六味补水，麦冬滋化源，柴、芍平肝，肝平相火无党，不致引包络火，又得枣仁、甘菊相制，则心气自舒，复有肾水交通，有润无燥，有不宁乎。

不　寐

一昼夜不能寐，人谓心热，火动不止，谁知心肾不交乎。盖痛不交心，日不寐；心不交肾，夜不寐。日夜不能寐，心肾两不交耳。所以不交者，心过热，肾过寒也。心属火，过热则炎上而不交肾；肾属水，过寒则沉下而不交心。法使心不热、肾不寒，自然寒中有热，热中有寒，两相引，两相合。用**上下两济汤**：人参、白术五钱，熟地一两，枣皮三钱，肉桂、黄连五分。一剂即寐。盖黄连凉心，肉桂温肾，同用交心肾于顷刻。然无补药辅之，则热者太燥，寒者过凉。得参、术、枣皮、熟地则交接无非欢愉。然非多用则力薄，恐不能久效。

一忧愁后，终日困倦，至夜两目不得闭，人谓心肾不交，谁知肝血太燥乎。忧愁必气郁，郁久肝气不舒，肝血必耗，血耗上不能润心，下取给于肾。肾水不禁，不能供肝矣。如是，肾见肝亲，闭关而拒；肝为肾子，弃而不顾，心为肾仇，乌肯引火自焚？所以坚闭不纳也。法须补肝血，滋肾水，自然水养木，肝交心矣。用**润燥交心汤**：白芍、当归、熟地、玄参一两，柴胡、菖蒲三分。二剂解，四剂熟睡。方用归、芍滋肝，肝气自平；熟地滋肾，水足济肝，肝血益旺；又得玄参解心火，柴胡、菖蒲解肝郁，引诸药直入心宫，则肾肝自交。

健 忘

一老年健忘，远近事多不记忆，此健忘之极。人谓心血涸，谁知肾水竭。心火肾水，似克实生，心必藉肾以相通，火必得水而相济，如只益心血，不填肾精，血虽骤生，精仍长涸。法须补心兼补肾，使肾水不干，上达于心而生液。然年老阴尽，煎剂恐难胜，务以丸药继之。煎用**生慧汤**：熟地一两，枣皮四钱，远志、白芥子二钱，生枣仁、柏子仁去油五钱，茯神、人参三钱，菖蒲五分。月余自愈。此方心肾兼补，上下相资，若能日服一剂，不但却忘，并延龄。若苦难服，用**扶老丸**：人参、白术、黄芪、当归、玄参、柏子仁、麦冬三两，茯神二两，熟地八两，枣皮、枣仁四两，龙齿三钱，白芥子一两，菖蒲五钱。各细末，蜜糊，丹砂为衣，日夜滚水吞三钱，久服愈。此老少可服，年老尤宜。盖补肾之味多于补心，精足心液生，心窍启，心神清，何至昏昧善忘。

一壮年善忘，或大病后，或酒色过度，世谓寻常，不知本实先拔，久变异症而死者多矣。此乃五脏俱伤，不止心肾二经病。法宜治心肾，然徒治心肾，胃弱不受补，甚为可虑。必须强胃，胃强始能分布精液于心肾。用**生气汤**：人参、生枣仁、枣皮二钱，白术、半夏、麦冬一钱，茯苓、芡实三钱，远志八分，甘草、神曲、肉桂、菖蒲三分，木香一分，熟地五钱。三十剂痊愈。此方药味多，分两少，以病人久虚，大剂恐有阻滞，味少恐无调治，所以图功缓，奏效远。尤妙在扶助胃气，仍补心肾，又妙在五脏同补，有益无损。

一气郁不舒，如有所失，近事不记，如老人善忘，此肝气滞，非心肾虚。肝气最急，郁则不能急，以致肾气来滋，至肝则止；心气来降，至肝则回，心肾间隔而遗忘。法须通肝滞，后心肾通，何至近事失记。然肝气通，必于补心肾中解肝气郁，则郁犹易解。否则已郁虽开，未郁必至重结。用**通郁汤**：白芍一两，茯神、熟地、玄参、麦冬三钱，人参、白芥子二钱，当归、白术五钱，柴胡一钱，菖蒲五分。四剂郁尽解，善忘愈。方善解郁，又无刻削干燥，直解肝郁，使肝血大旺，既不取给于肾，复能助心，心肝肾一气贯通，尚失记哉。

癫　痫

一素发癫，喃喃不已，叫骂歌唱，痰如蜒蚰之涎，人谓痰病，然清痰化涎药不效。盖此胃有微热，气又甚衰，故似癫非癫也。法宜补胃气，微清胃火。然胃气衰由心火弱，胃火盛由心火微，又未可徒补胃气、清胃火。用**助心平胃汤**：人参、生枣仁五钱，茯神一两，贝母、甘菊三钱，神曲、甘草、菖蒲一钱，肉桂三分。二剂除。此补胃气以生心气，尤妙在助心火，平胃火，故心胃两益，不治癫自愈。

一壮年痰气盛，猝仆倒作牛马鸣，世谓牛马之癫，其实虚寒之症，痰入心包也。心与心包属火，心喜寒，心包喜温，所以寒入心包即拂其性，况又痰气侵乎。夫痰，脏腑无不入，何犯包络即至迷心？不知包络相臣，痰气侵心，包络先受，包络卫君，惟恐有犯，情愿身当，故痰一入即号召勤王，呼诸脏腑相救。作牛马声，痛不择声也。宜救心，尤宜急救心包。用**济难汤**：白术、人参五钱，茯神、柏子仁、半夏三钱，菖蒲五分，远志、花粉、南星、附子、神曲一钱。二剂愈，八剂不发。救心包仍救心，君相两安，况附子、南星斩关夺门，主圣臣良，自指挥如意。

一小儿易发癫痫，虽由饮食失宜，亦由母腹中受惊，故遇可惊便跌仆吐涎，作猪羊声，世谓猪羊之癫。用祛痰搜风药益甚。小儿脾胃虚弱，尚不识补，何能悟先天亏？大补命门、膻中火所以益甚。治宜补脾胃，更补命门生脾、膻中生胃，不治痰而痰自化。用**四君加减**：人参一钱，茯苓三钱，白术二钱，甘草一分，附子一片，半夏八分，白薇三分。一剂愈。四君补脾胃，脾胃健，惊风自收，况附子无经不达，更补命门膻中火，生脾胃，土更易旺，痰更易消，又益半夏逐败浊，白薇收神魂，安得动癫。

一妇发癫不识羞，见男如饴，见女甚怒，甚至赤身露体。此肝火炽，思男不可得，郁结成癫也。肝火炽，何成癫？盖妇女肝木旺，肝火逼心，则心君下殿，然包络外护，何任威逼？不知肝火乃虚火，虚火与相火同类，庇比匪，忘圣明，直烧宫殿。然心君走出，何但癫不死？盖肾水救援。思男子不得，因肾旺，虽是肾火，肾水实涸。然肝火逼，心有肾水资，所以但癫不死。治法泄肝木并补肾水，兼舒郁气为得。用**散花丹**：柴胡、花粉三钱，炒栀子、茯神五钱，白芍、熟地、玄参二两，当归、生地一两，陈皮一钱。三剂癫失。方妙泄肝火不耗肝血，疏肝郁不散肝气，更妙补肾不救心焰，水足木得所养，火自息于木内。火息神安，魂自返肝中，况消痰利水，痰气尽消，化水同趋膀胱，欲再花癫不可得也。

狂

一热极发狂，登高呼，弃衣走，气喘，汗出如雨，此阳明胃火。登高弃衣者何？盖火炎上，内火炽腾，身自飞扬。热郁胸中，得呼则气泄。衣乃蔽体，内热盛，得衣不啻如焚，弃则快。火盛刑金，自大喘。肺主皮毛，不能外卫，腠理开泄，阴不摄阳，逼汗外出。汗出心无血养，神将飞越，安得不发狂？用**加味白虎汤**救：人参二两，石膏、麦冬三两，知母、茯苓、半夏五钱，甘草一钱，竹叶三百片，米一撮。二剂愈，不可三剂。非白虎急救胃火，则肾水立干，身成黑炭。然火燎原，非杯水可救，必得滂沱大雨，始能扑灭。

一发狂，腹满不得卧，面赤身热，妄见妄言，如见鬼，此阳明胃火盛。然胃火属阳，妄见妄言见鬼，又阴证，不知阳明火盛，由心包火盛，阳明属阳，心包属阴，二火齐发，故腹满不得卧，倘只胃火，虽口渴腹满尚可卧，唯心包助胃齐发，遂至心神外越，阴气乘之，妄见妄言如见鬼。法宜泄胃，不必泄心包火。盖胃，心包子，母盛子始旺，然子衰母亦弱，泄胃即泄心包。用**泄子汤**：玄参三两，甘菊一两，知母、花粉三钱。一二剂二火平，狂愈。论理可用白虎，然过峻。心包属阴，白虎泄阳，毕竟有伤阴气，不若此，既泄阳，又无损阴。或曰：母盛子始旺，泄心包火何必泄胃？不知胃火最烈，胃火炽，肾水立干，故必先救胃火，胃火息，心包火亦息。倘先泄心包，寒凉之药必由胃而后入心包，假道灭虢，不反动胃火怒乎？不若直泄胃火，既制阳，又制阴。

一易喜易怒，狂妄谵语，心神散乱，目有所见，人疑胃火，不知乃心火耳。心热发狂，膻中之外卫谓何？亦因心过酷热，包络膻中何敢代君司令。喜笑不节，如君恣肆威权，宰辅不敢轻谏，左右无非便佞，自然声色娱心，语言博趣，偏喜偏笑，所发无非乱政。及令不行，涣散景象有如鬼域，人心发热亦然。然心热发狂至神越，宜立亡，何能苟延岁月？不知心热不同胃热，胃热发狂，外热犯心，心热乃内热自乱，故胃狂有遽亡，心狂有苟延。用**清心丹**：黄连、人参、丹参三钱，茯神、生枣仁五钱，麦冬一两。一二剂定，不必用三剂。黄连清心，然徒用连则心燥，连性亦燥，恐燥以动燥，所以又用二参、麦冬润以济之。火有余自气不足，补气以泄火，则心君无伤，可静不可动矣。

呆

一终日悠悠忽忽，不言语，不饮食，忽笑歌，忽愁哭，与美馔不受，与粪大喜，与衣不服，与草木叶反喜，人谓呆病，不必治。然其始，起于肝郁，其成由于胃衰。肝郁则木克土，痰不化，胃衰则土不制水，痰不消，于是痰积胸中，盘踞心外，使神明不清，呆成。宜开郁逐痰，健胃通气，则心地光明，呆景尽散。用**洗心汤**：人参、茯神、生枣仁一两，半夏五钱，陈皮、神曲三钱，甘草、附子、菖蒲一钱。水煎半碗灌之，必熟睡，切不可惊醒，反难愈。此似祟凭，实无。即有祟，补正邪自退。盖邪气实，因正虚入。此补正绝不祛邪，故奏功。或谓正虚无邪，何多用二陈？不知正虚必生痰，不祛痰则正气难补，补正因以祛邪，是消痰仍补正。或又调呆成于郁，不解郁单补正攻痰，何能奏功？不知始虽成于郁，郁久则尽亡之矣。故但胃气以生心气，不必又治肝气以舒郁气也。

人有呆病，终日闭户独居，口中喃喃，多不可解，将自己衣服用针线密缝，与之食，时用时不用，尝数日不食而不呼饥，见炭最喜食之，谓是必死之症，尚有可生之机也。夫呆病而至于喜粪，尚为可救。岂呆病食炭反忍弃之乎？喜粪乃胃气之衰，而食炭乃肝气之燥。凡饮食之类，必入于胃而后化为糟粕，是粪乃糟粕之余也。糟粕宜为胃之所不喜，何以呆病而转喜之乎？不知胃病则气降而不升，于是不喜升而反喜降，糟粕正胃中所降物也。见粪而喜者，喜其同类之物也。然而呆病见粪则喜，未尝见粪则食也。若至于食粪，则不可治矣，以其胃气太降于至极耳。夫炭乃木之烬也，呆病成于郁，郁病必伤肝木，肝木火焚可伤心，则木为心火所克，肝中血尽燥，而炭为焦枯之木矣。见炭喜食，喜其同类食之，思救肝之燥耳。然生机正在食炭。炭无滋味，食如饴，胃气未绝也。治胃气，祛痰涎，呆可愈。用**转呆丹**：人参、当归、半夏、生枣仁、菖蒲、茯神一两，白芍三两，柴胡八钱，神曲、柏子仁五钱，花粉三钱，附子一钱。水十碗，煎至一碗，灌之。倘不肯服，以杖击，使怒，后灌之，必詈骂，少顷倦卧，切莫惊动，自醒痊愈，惊醒只可半愈。此大补心肝，加祛痰开窍，肝得滋润自苏，心得补助自旺，于是心气清，肝气运，祛逐痰涎，随十二经络尽通，何呆不愈？若惊醒，气血不能尽通，经络不能尽转，故半愈。然再服，必痊愈。

呃 逆

一忽呃逆不止，人谓寒气相感，谁知气逆寒入乎。然气逆非气有余，乃不足也。丹田气足，则气守下焦，顺；丹田气不足，则气奔上焦，逆。症虽小，徒散寒不补气，多成危症。宜大补丹田气，少佐祛寒，则气旺可接续，寒祛能升提，呃逆自止。用**定呃汤**：人参三钱，白术、茯苓五钱，丁香、陈皮五分，沉香末、牛膝一钱。一剂愈。参、苓、白术补气回阳，丁香祛寒，沉香、牛膝降丹田以止逆，逆气既回，呃声自定。

一口渴舌燥，饮水后忽呃逆，人谓水气，谁知火气逆乎。此胃火，胃火太盛，必大渴呼水，今但渴不喜大饮，乃胃气虚，胃火微旺，故饮水虽快，多则不能消，火上冲呃逆。宜补胃土，降胃火，则胃气安，胃火息，呃逆自止。用**平呃散**：玄参、白术五钱，甘菊、茯苓、麦冬三钱，人参二钱，甘草五分。一剂即平。此降火不耗气，倘轻用石膏，虽取胜，胃终有伤，他症必生。

卷 五

关 格

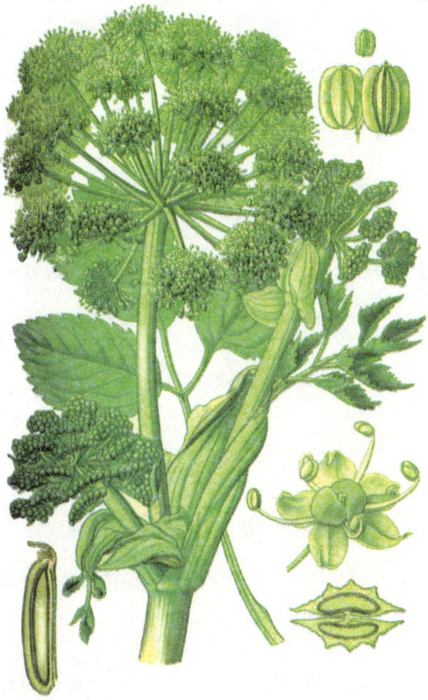

关格者，心欲食，食至胃而吐，已而再食，再吐，心思大小便不能出，眼红珠露，两胁胀满气逆，求一通气而不得，世谓胃气太盛，不知乃肝气过郁。关格宜分上下，一上格不得下，一下关不得出。今上不得入，下又不得出，是真关格，危症也。治原有吐法，上吐则下气可通。然先已自吐，吐必无益。若用下导法，上无饮食下胃，大肠空虚，止可出大肠糟粕硬屎，不能通小肠膀胱气，导亦无益。必须煎药和解为得，但须渐渐饮之，初不受，后自受。用**开门散**：白芍、白术、当归五钱，茯苓、柴胡、牛膝、车前子、炒栀仁三钱，花粉三钱，苏叶一钱，陈皮一钱。缓服一剂上关开，二剂下格通。此直走肝经以解郁，郁解关格自痊，此扼要争奇也。倘用香燥耗气，适足坚关门，动据格。

一无故忽上不能食，下不能出，胸中胀急，烦闷不安，二便极窘迫，人谓关格，谁知少阳气不通乎。少阳胆木，喜舒泄，因寒袭木不条达，气乃闭，于是上克胃，下克脾，脾胃畏木刑，不生肺并生大肠。肺金因脾胃不生，失清肃之令，膀胱、小肠无禀遵，齐气闭。此原可用吐，一吐而少阳之气升；其次用和，和其半表里，胆郁自通。较之吐必伤五脏气，和则不伤。用**和解汤**：柴胡、甘草、薄荷一钱，白芍、茯神、当归三钱，枳壳五分，丹皮二钱。缓服三剂，开关。改用薄荷、枳壳、丹皮者，取直入肝经，尤易开郁也。然解郁正所以开关耳。

一吐逆不得食，又不得二便，此五志厥阳火太盛，不能荣阴，遏抑心包，头上有汗，乃心液外亡，自焚于中，此关格最危症。人谓气不通，用麝、片，必耗真气，反致归阴。法宜调营卫，不偏阴偏阳，不治关格，惟求中焦握枢而运，渐透于上下之间，自能荣气先通，卫气不闭，因势导之，势无扞格。用**和中启关汤**：麦冬、白芍五钱，人参、甘草五分，柏子仁三钱，滑石（敲碎）、黄连一钱，桂枝三分，花粉钱半。一剂吐止，二剂下通。此解散中焦火，更舒肝气，肝气平，火热自灭。最妙在黄连、桂枝安心交肾，和肾交心，心肾交，营卫阴阳各相和好，上下二焦安能坚闭。此和解善于开关。

一上吐下结，气逆，食不能入，溺不能出，腹疼，手按少止，脉涩而伏，人谓寒极，阴阳易位，宜吐不吐则死，然上部无脉，下部有脉宜吐，以食填太阴耳。今涩而伏，非无脉，食物吐出，非食填太阴。吐必重伤脾胃，坚闭塞。胃气不开与二肠、膀胱，所以闭者，肾气衰也。胃为肾关门，肾气不上，胃关必不开。肾主二便，膀胱气化，亦肾气化也。肾气不通于三经，便溲必结。是则上下开阖权衡全在肾。大补肾中水火，关格自愈。用**水火两补汤**：熟地、麦冬一两，山药四钱，茯神、白术五钱，车前子、牛膝二钱，人参二钱，北味五分，肉桂一钱。连服二剂，吐止结开，六剂痊愈。此补肾中水火，又通肾气，气足上自达胃，下自达膀胱、二肠。若用香燥救胃，则胃气益伤；用攻利救膀胱、二肠，则膀胱、二肠愈损。

中 满

一饮食后觉胸中倒饱，人谓多食不能消，用香砂、枳实等消导暂快，已又饱，又用前药，重加消导，久成中满。腹渐高大，脐渐突出，肢体浮胀，人谓臌胀，用牵牛、甘遂等逐水。内原无水，正气益虚，胀满更急，又疑前药不胜，复加大黄、巴豆等，仍未愈。又疑风邪固结经络，用龙胆、茵陈、荆、防。然开鬼门，泄净府，各执己见，不悟皆操刀下石徒也。中满由脾土衰，脾衰又由肾气寒，倘早用温补，何至如此。用**温土汤**：人参、萝卜子一钱，白术、茯苓、苡仁、谷芽三钱，芡实、山药五钱，肉桂三分。二剂减，数剂除。此方但补脾，不消导以耗气。盖中满必因气虚，不补脾胃，胀从何消？况萝卜子辅参、术消胀，不助参、术添邪；又茯苓、山药、薏仁、芡实，益阴利水，水流正气不耗，自然下泽疏通，上游无阻。第恐水寒冰冻，溪涧断流，益肉桂水中生火，则土气温和，尤无壅塞，何惟事消导，成不救。

一饮食未见思，既见厌，强进，饱塞，上脘胀闷，人谓胃气虚成中满，然此心包火衰也。心包，胃母，心包不足何生胃？故欲能食，须补胃；欲胃强，补心包火。用**生胃进食汤**：人参、白术、山药、茯苓三钱，炒枣仁五钱，远志八分，神曲、良姜、枳壳五分，萝卜子、黑姜一钱。此治胃无非治心包，不治中满，中满自除，此补火胜于补土。

反 胃

一食入胃即吐，此肝木克胃土，用逍遥散加吴萸、黄连随愈。然人谓胃病，用香砂消导，伤胃气，愈吐；又用下药，不应；复用寒凉降火，不独胃伤，脾亦伤；又改辛热救寒，不应，始悟用和解，解郁散邪，然已成噎膈。胃为肾关门，肾水足，咽喉间无非津液，可以推送水谷；肾水不足，力难润灌胃中，又何能分济咽喉？且肾水不足，不能下注大肠，大肠无津相养，久必瘦小，肠细小，饮食入胃，势难推送。下既不行，积而上浮，不特上不能容而吐，亦下不能受亦吐，必大补肾水。用**济难催挽汤**：熟地、当归二两，山药、玄参一两，车前子一钱，牛膝三钱。十剂必大顺。此纯补精血，水足胃有津，大肠有液，自然上下相通无阻滞。

一胃中嘈杂，腹微疼，痰涎上涌，呕吐，人谓反胃，不知乃虫也。人水湿留脾胃，肝旺又克，则土虚生热，此热乃肝火，虚火也。土得真火消食，得虚火生虫。虫得肝木之气，性最急，饥觅食，饱跳梁，挟水谷上吐。其不吐虫者，盖虫最灵，居土则安，入金则死，在胃翻腾，不越胃游乐，恐出胃为肺金杀也。法必杀虫佐泻肝。然泻肝杀虫，不免寒凉克削，肝未泄脾胃先伤，虫又何能尽杀。必于补脾胃中行斩杀，庶贼除地方不扰。用**健土杀虫汤**：人参、茯苓、白芍一两，炒栀子、白薇三钱。水煎，加黑驴尿一半调，饥服，不再剂，虫尽死。驴属金，肝虫畏金，故取尿用。有单用驴尿者，然杀虫不健土，肝木仍旺，后心再生。此补土平木，况栀子、白薇同驴尿用，又拔本塞原。

臌　胀

一两足跗上先肿，渐至腹，按如泥，小便不利，人谓水肿，谁知土气郁乎。人生脾胃气健，则能制水，水自灌注经络，不相碍。惟脾胃虚，则土不能转输水精于上，胃中之水积而不流，浸淫表里皮毛。然脾胃虚由肾虚，上无升腾之气，土乃郁不伸，力不制水，水反来侮，脾胃愈虚。夫肾司开阖，阳太盛则水道大开，阴太盛水道常闭。阳为肾火，阴为肾寒也。肾寒，脾胃亦寒，水畏热不畏寒，此寒土所以难制水也。法乌可舍肾火而他求蓄水之土？然水势滔天，补火以生土，不如放水以全土，故补肾火，可治久病水臌，泄脾肾中水，实益初起水胀。下身胀，上未胀，正初起，泄水最宜。用**泄水至神汤**：大麦须、白术二两，茯苓一两，赤小豆三钱。一剂腹必雷鸣，泄水如注，再剂水尽，不必三剂。牵牛、甘遂非不可用，但人脾、胃、肾三经多虚，恐药力之迅，故另立此方，补中泻水，正无伤，水尽去。方中苓、术健脾胃，又通脾胃气，则土郁解，况大麦消无形水，赤小豆消有形湿，合用化水，直出膀胱，由尾闾尽泄。

一水肿久，肢体俱胀，面目亦浮，口不渴，皮毛出水，按肤如泥，此真水臌，乃土气郁塞甚，致水湿不化耳。土克水，何反致水侮？盖土虚则崩泥带水而流，日积月累，下焦阻滞，水乃上浮。脾胃原能藏水，水多泛滥，散经络，积皮肤，经络皮肤既满，势必流出于外，不用下夺，何因泄滔天水？用**决水汤**：车前子一两，茯苓二两，王不留行五钱，肉桂三分，赤小豆三钱。一剂小便如注，二剂消。论理鸡屎醴亦效，然逐水从大便出，此逐水从小便出。从大便势逆，从小便势顺。逆，效速气伤；顺，效缓气固。此方利水从小便出，利其膀胱也。凡水，必膀胱气化，而后由阴器以出。土气不宣，则膀胱之口闭，用王不留行以开口，加肉桂引车前、茯苓、赤豆直入膀胱而利导之，茯苓、车前利水不耗气，且茯苓健土，水决土不崩，此夺法之善也。脐突、手掌无纹，此方尚救，但禁食盐一月，倘不禁，复胀不治。

厥　证

一日间发热，忽厥去，手足冰冷，语言惶惑，痰迷心窍，头晕眼花，此阳厥也。阳厥乃阴血不归阳气中，内热如焚，外反现假寒象，故肢冷。此症伤寒中最多，但伤寒传经，必热至五六日发厥，此一日身热即厥，不可用伤寒法。然厥虽不同，内热深实同。厥乃逆也，逆肝气发厥。热深厥亦深，热轻厥亦轻，故宜单治热。但发厥阳离乎阴，无阴则阳无所制，离阴则阳无所依，阳在里，阴在表，自热居中，寒现外。法宜内泻火，内热自出，内热除，外寒自散。然火有余乃水不足，泻火佐补水，则阴阳和合，宁至离阳而厥逆？用**安厥汤**：人参、茯苓、花粉、炒栀子三钱，玄参、白芍一两，白薇、甘草一钱，麦冬、生地五钱，柴胡五分。二剂愈。凡日间发热俱神效。此和合阴阳，助阳不助火，生阴不生寒，祛邪不损正，解郁自化痰，故神。

一夜间发热，忽厥逆昏晕暴亡，惟手足温和，喉中痰响，不能出声，此阴厥也。阳厥乃阳气虚，不能入阴血中，致崇凭厥逆。直中阴寒症多厥逆，但彼乃阴寒猝中，此阴热暴亡。阴寒，手足筋脉多青，灌水必吐，身不热；阴热，手足筋脉多红，饮水不吐，身不凉。故参、附可治阴寒，用治阴热立死。法宜补阴以助阳，使真阴足，邪阴自散，阳旺虚火自消，庶痰涎化，昏晕除，厥逆定矣。方用**补阴助阳汤**：玄参一两，麦冬一两，熟地一两，人参二钱，白芥子五钱，柴胡一钱，白芍一两，当归一两，白术一两，茯苓五钱，菖蒲一钱。水煎服。一剂而昏迷苏，再剂痰涎化，三剂而厥逆回，则可生也，否则不可救矣。此方补阴之药多于补阳，阴水足而阴火可散，阴火散而阳气可回，阴阳合而昏迷宜苏矣。倘服之而不效，是阴阳早已相脱，不能再续也，非前药之故耳。或曰阳气虚而离阴，是宜单补阳以入阴，今补阴以合阳，恐非治法。不知阳气虚而不能入于阴血之中者，以阴血之大燥，火盛而虚阳不敢入于阴耳，非阴血过多之谓也。苟补阳过胜，则阳旺而阴益消亡，此所以必须补阴以合阳，而万不可补阳以胜阴也。况方中未尝无补阳之药，补阴居其七，补阳居其三，阴阳始无偏胜，而厥逆可援也。

春　温

一春伤风，头痛鼻塞，身热，人谓太阳伤寒，谁知伤风欲入太阳乎。春伤风，在皮毛入肺，鼻肺窍，故不利。风入肺不散，则金气不扬，失其清肃之令，必移邪入太阳，膀胱恐邪入，坚闭其口，水道失行，于是水不下通，火上炎，头自痛，绝异传经太阳伤寒。法宜散肺风，杜入膀胱路，身热自退。用**舒肺汤**：桔梗、茯苓三钱，甘草、花粉一钱，苏叶五分，桂枝三分。二剂痊愈。此专入肺散风邪。有风必生痰，有痰必有火，妙用花粉消痰又解火，桂枝、茯苓开膀胱口，引邪直走膀胱下泄，因肺欲移邪，随机顺用也。

一春伤风，身热，咳嗽吐痰，恶热口渴，人谓伤寒传经入阳明，谁知伤风，阳明火刑肺乎。阳明胃土本生肺，何反刑肺？肺娇脏，性虽不畏风，体未尝不畏风。风入肺，必变为寒。胃，肺母，见肺子寒，以热济，然胃本无热，胃热，心火生也。心，胃母，心知胃生肺，乃出其火相助，然助胃土必至克肺金，借兵讨贼，反致养兵残民，胃热肺亦热，故咳嗽口渴。宜泻心安胃，自肺得养，风邪自散。用**平邪汤**：黄连三分，甘草、苏梗、紫菀、葛根一钱，石膏、贝母、茯神三钱，麦冬五钱。三剂愈，不必四剂。此泄心十三，泄胃火十六。盖心火克肺轻，胃火刑肺重。轻泄心火，则心不助胃以刑金；重泄胃火，则胃不刑金以伤肺，肺气回，肺邪自去。

一春伤风，发寒热，口苦，胁胀满，或吞酸吐酸，人谓少阳伤寒，谁知少阳春温乎。少阳胆木，喜风何又伤风？盖同气易入也。但伤寒亦伤风，何冬谓伤寒，春即谓春温？不知冬之风寒，春之风温，寒伤深，温伤浅。伤深者，邪至少阳，有入里之惧；伤浅者，邪入少阳，有出表之喜。故同入少阳，伤风伤寒实异。然治少阳伤风，又不大异。舒半表里邪，风自散。但伤寒邪入少阳，有入里症，宜大柴胡、承气下之；若伤风入少阳，以小柴胡和之有余。用**加减小柴胡汤**：柴胡钱半，茯苓三钱，黄芩、甘草、花粉一钱，陈皮五分。二剂痊愈。妙在多用茯苓，使邪从膀胱出，更胜原方。少阳居半表里，宜和解，使邪从表而入者，仍从表而出，又恐表不能上散，用茯苓引入膀胱从下出，佐柴胡以散邪。

一春伤风，身热，呕吐不止，人谓太阴伤寒，谁知太阴伤风乎。太阴脾土，风伤太阴，则土中有风，风在地中，则土必震动而水滥，故呕吐，非阴寒入脾土令人呕吐者可比。此太阴伤风，宜散风安土。用**奠土汤**：白术五钱，茯苓三钱，人参、柴胡、葛根、半夏一钱，甘草一分，神曲五分。三剂痊愈。方祛邪于补脾内，脾健风自息。

一春伤风，汗出，胃干燥，渴欲饮水，人谓太阳伤寒，谁知春温火邪入膀胱乎。膀胱，肺子，肺受风邪，久则变热，肺乃求救于膀胱，邪即乘其求救而下行，膀胱思欲救母，乃不肯下泄，上与风火相斗，邪见膀胱正气盛，乃不入膀胱而入胃，于是胃热，与邪争，故出汗。汗出，胃液自干，故口渴思水以救内焚。法不必散风邪、泄火焰，速利膀胱，使邪从小便出，胃液自生。用**五苓散**：白术一钱，茯苓、泽泻、猪苓三钱，肉桂一分。二剂愈。五苓利水药也，何能止渴生津，祛风散火？盖五苓专利膀胱水，膀胱，太阳经也，伤风已经出汗，宜邪尽除，乃口渴思水，明是邪热不从皮毛外出，欲趋膀胱，五苓利膀胱水，火亦流矣。火从水去，胃火已消，胃自生津，自上润于肺，肺得胃液，皮毛自闭，邪又从何而入。

一春伤风，身热十余日，热结在里，往来寒热，人谓邪在太阳将入里。不知春伤风与冬伤寒不同。冬月寒入太阳，久则变寒；春之风入太阳，久则变热。寒则迁动不常，必至传经入脏；热则静守不移，惟固结在腑。然入脏在腑虽异，寒热则无不同。寒在脏，则阴与阳战发热；热在腑，则阳与阴战发寒。随脏腑衰旺，分寒热往来。此症最难辨，亦辨之时令而已。冬月热结在里者宜攻，春月热结在里者宜散。散热寒自除，寒除热亦止。用**散结至神汤**：厚朴、甘草、柴胡一钱，白芍五分，当归、炒栀子三钱，枳壳五分，桂枝三分。一剂痊愈。方多平肝药，何绝不去舒肺邪？盖肺气为邪所袭，则肝木必欺肺金之病而自旺，旺则木中生火，以助邪热刑肺，倘不泄肝而徒去泻肺邪，则肺愈虚，热又何能遽解。惟泻肝火，则内结既衰，益桂枝数分，但去散太阳风，不助厥阴火，此热结所以顿解。

春月伤风八九日，寒热如疟，热多寒少，不呕吐，人谓伤寒如疟症，谁知春月伤风亦有此症。风邪入表里，多作寒热，不独伤寒然也。伤风轻于伤寒，至八九日邪宜散，何尚如疟？疟多成于风，伤风正犯风邪，安在无如疟症？但无痰无食俱不成疟，是则伤风如疟，亦胸膈胃脘中有痰食不化，八九日正欲去，痰与食留之耳。热多寒少，非内伤重外感轻之明验乎？既痰食在中，宜多呕吐，何如疟反不呕吐？不知内既多热，自能燥湿，痰得火制，自不外吐矣。然内热极，外反现假寒，故寒热如疟。但不可作真疟治。用**破瘕汤**：人参、鳖甲三钱，白术、白芍五钱，陈皮、石膏、半夏一钱，神曲、甘草五分，柴胡二钱，山楂十粒。四剂全痊。此补正寓祛邪，正无亏，邪自退舍。

春伤风，汗多，微发热恶寒，人谓传经邪入阳明，谁知伤风春湿亦有邪入胃中乎。邪到阳明，必多汗而渴，今汗多不渴，是火邪犹未盛，邪未盛，故微发热。然伤寒邪入，胃火炽，伤风邪入，胃火微旺，何也？盖伤寒，寒也；伤风，风也。寒邪入胃，胃恶寒变为热；风邪入胃，胃喜风变为温。盖热本胃热，不过风以煽之也。风煽其火，则火必外泄，不留胃中，所以热而多汗，口反不渴，不同伤寒传经入胃之邪。然何以辨？以伤寒恶寒，伤风恶风，切不可误认伤风为伤寒耳。盖恶风即伤风耳，法宜散风，火自解。用**熏解汤**：石膏三钱，干葛二钱，甘草、荆芥一钱，茯苓、麦冬五钱。二剂愈。干葛、荆芥本发汗，何用反止汗？不知伤风多汗，风煽也，荆、葛散风，风息火亦息，况石膏泄胃火，火尽汗又何出。又麦冬滋肺，茯苓利水，甘草和中，又安得出汗。

春伤风，口燥，但欲漱水不欲咽，人谓阳明火逼热犯肺，必衄血。不知此冬伤寒，邪入阳明病，春伤风无之。然伤风何终无衄血？盖风性动而变，不比寒性静而凝，故伤寒在胃，热逼于口舌咽喉者，阴阳拂乱，衄血成；伤风逼热于上，虽漱水不欲咽下，然以风吹热即散，安致衄。法泄阳明火，口燥自除。用**石膏散**：石膏三钱，葛根、甘草一钱，玄参、银花、麦冬五钱。二剂愈，不必三剂。此泄胃火，不散胃中寒。然玄参、麦冬、金银花上补水，下又济水，得甘草，实和阴阳于顷刻。

春伤风，脉浮，发热口渴，鼻燥能食，人谓阳明火热，必衄血。不知伤寒不衄，邪不能出，伤风正不必衄，何也？盖伤寒入胃，邪热大炽，非水谷不能止炎上之火，既能食，脉仍浮，是火仍不下行，必上行，故必衄。若伤风，脉原浮，非火必欲上行，故虽口渴鼻燥，能食则火可止遏，火下行，不上行，岂致衄。法但宜泻胃火。用**宁火丹**：玄参一两，甘草一钱，生地三钱，青蒿五钱。三剂愈。妙在玄参、生地解胃热，仍是补药，青蒿、甘草同用，尤解胃热，使火下行，不上行，且青蒿更平肝火。脉浮，风象，肝平木气自安，何有脉浮。

春伤风四五日，身热恶风，颈项强，胁满肢温，口渴，人谓三阳病，谁知春温似伤寒而非乎。伤寒三阳合病，何以春温绝不异？盖春温风伤少阳也，少阳在半表里，三阳之表，俱可兼犯，故三阳证俱现，不比伤寒邪由太阳入阳明，由阳明入少阳，由少阳入厥阴，三阳病俱在。故治春温病，只单治少阳，不必连三阳同治。用加味**逍遥散**：柴胡、当归二钱，白术、甘草、陈皮、炒栀子仁一钱，茯苓、白芍三钱，羌活五分。二剂愈，不必三剂。论理，泄少阳胆邪足矣，何并和肝气？然胆之受邪，因肝气大郁，春温病每从肝胆入邪，治肝胆，表里之邪无不尽散。

伤风身热后，肢体骨节皆痛，肢寒甚，人谓伤寒由三阳传少阴，谁知肾水素虚，因伤风后烁肺金，肺伤不生肾，肾水更枯，何能灌注一身？自肢体骨节皆痛。水枯宜火动，何四肢反寒，不知水火原相根，水旺火亦旺，水衰火亦衰，水初涸，火随水伏，不敢沸腾，故内热外现寒象。法不可见外寒妄用温热，宜急补肾中水，以安肾火，则水足制，水火既济，何有肢体骨节手足生寒乎？用**六味地黄汤**：熟地一两，枣皮、山药五钱，茯苓四钱，丹皮、泽泻三钱。四剂痊愈。此症风邪已散，再用祛风，肺气益虚，更耗肾水，水亏火旺，反致生变，此方直填肾水，使水火既济。

一伤风后下利，咽痛，胸满心烦，人谓伤寒邪入少阴，阴寒上犯心肺，下犯大肠，谁知伤风后，身凉则邪尽散，又何阴邪之留乎。然下利者，乃大肠之阴虚自利，非邪逼也。咽痛，阴水既干，虚火自越，咽喉细小，不能遽泄，乃作痛。胸满心烦者，肾水不能济心，肾火反致上焚包络，胸安得不满。胸既不虚，心亦不能安，故烦。此症切勿认伤寒。治宜补水以济心，复补金以生肾水，水足肾气生，自上交心制火，下通大肠利水。用**加味地黄汤**：熟地、茯苓、山药、麦冬五钱，枣皮、泽泻、丹皮三钱，北味一钱，肉桂五分。三剂尽愈。肾阴虚，用地黄汤滋肾，加麦、味益肾化源，何又加肉桂补命门火，非仍治少阴寒邪乎？不知水非火不生，肉桂不过助水衰，非祛寒之盛，且大肠自利，得壮火而泻、少火而止，方虽减地黄增苓、泻，亦足利水固肠，然无命门火相通，终难速效。

春温，满身疼痛，夜发热，日凉，人谓伤寒少阳证，谁知肾肝阴气大虚，气行阳分病轻，气行阴分病重耳。阴阳互为其根，阴病阳亦病，何春温阴虚阳独不虚乎？不知肝肾中原有阳气，阴虚，阳中阴虚，非阴中阴虚也。故阳能摄阴，阴不能摄阳，自夜凉。宜补肝肾之阴，则阴与阳平，内外两旺，佐攻风邪，风邪自散。用**补夜汤**：熟地一两，当归、鳖甲、生首乌、丹皮、骨皮、贝母三钱，白芍、茯苓、麦冬五钱，柴胡一钱。此补阴转阳圣药，用攻于补，亦寓抚于剿。如贼执主妇，苟室中空虚，贼必愈怒，箠楚焚烧更甚。今补阴如金玉投房中，贼必弃主妇取资财，又佐祛邪，如外人来救，贼自惊惶，况家人庄客精健，贼思饱，扬而去，自不战亟走。

春温，日间发热，口干舌燥，夜身凉，神思安闲，似虐非虐，人谓伤寒如虐，谁知伤风邪留阳分乎。邪之所凑，其气必虚。气，正阴阳之气也。风邪即阳邪，阳邪乘阳气虚尤易入，以阳气不敌耳。宜于补阳中用攻邪，则阳旺邪自退。用**助气走邪汤**：柴胡、厚朴二钱，当归、花粉三钱，芪、术、麦冬五钱，人参、黄芩一钱，枳壳五分，楂肉十粒。二剂即愈。此补正以祛邪。如白昼贼入，明欺主弱，倘主退缩潜遁，必罄窃而去。今用参、归、芪、术补阳，主气自旺，号召家人舍命相拒，邻佑闻之，执耒负锄以战，贼去惟恐不速。

春感冒风寒，咳嗽面白，流清沸，人谓感外邪，肺先受之，谁知脾肺气虚，外邪乘乎。肺主皮毛，邪从皮毛入，必先伤肺，然肺不自伤，邪实无可乘，是邪入乃肺召也，祛邪可不亟补肺乎？惟补肺必先补气。肺主气，气旺则肺旺，邪自衰。然不升提，则气陷不升。故补气祛邪，不若提气祛邪更胜。用**补中益气汤加味**：人参二钱，芪、归、白术、麦冬三钱，陈皮七分，甘草五分，柴胡、花粉一钱，升麻四钱，黄芩八分。二剂痊愈。补中汤治内伤神剂。春月伤风亦内伤。用参、芪、归、术补气，用升、柴提气，且升、柴升中带散，内伤兼外感尤宜。故服之肺自旺，邪自散。

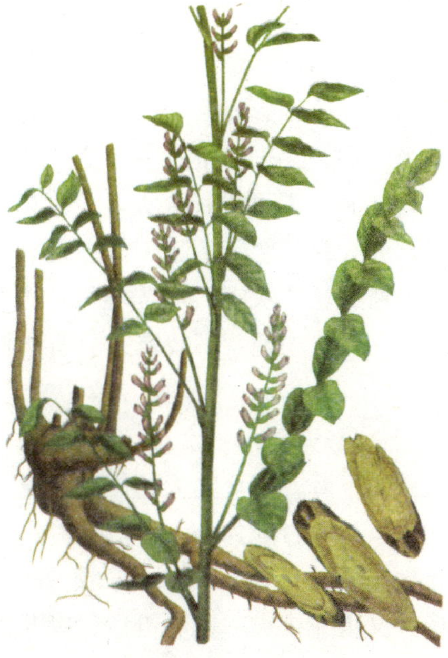

卷 六

火 热

一阳明火起，发狂，腹满不得卧，面赤而热，妄见妄言，人谓内热极。然阳明属土不属火，何火出于土，谓是外邪助乎？既非暑气侵，又非寒气变，一旦火起发狂，人多不识。不知土中之火乃心中之火，心火起，阳明火翕然而发。阳明胃府多气多血，胃火一发，猛烈莫制，往往卷土而来，火焰升腾，其光烛天，旁烧四境，不尽不已，非惟焚民室，且上烧宫殿，心君不宁，逼之下堂。神既外越，自妄见，安止妄言，故谵语生。此内因，非外邪。法与伤寒狂不同，即与伤暑狂亦异。然阳明火由来虽有内外之殊，治阳明火法无彼此之异。必须急灭其火，以救燎原之势，不可因循观望，使高堂广厦、矮屋低房尽成乌烬。用**竹叶石膏汤**：人参一两，石膏、麦冬一两，竹叶二百片，知母三钱，甘草一钱，糯米一撮。二剂诸症愈，不必三剂。此退胃火神药也，凡胃热无不宜。然救一时，不可泄长久火。论理内热既起于心，宜泄心，反先泄胃者，恐胃火太盛，变生不测。盖心火不止，不过增胃火炎，胃火不止，必犯心。所以治心火者，必先泄胃。胃既泄，减石膏、知母，加黄连一钱，玄参一两，二剂，不特胃火全消，心火亦息。

一热病完谷不化，奔迫直泄者，人谓大肠火，谁知胃火太盛。胃火上腾不下降，胡直趋大肠作泄？盖胃为肾关，肾虚关门不守，胃挟水谷之气下行。肾虚为寒，胃何反能热？不知肾虚，水虚也。水虚则命门火无制，直冲于胃，胃火盛，龙雷之火共相附会，不上腾而下泄。胃火盛，又得龙雷火，则势更猛，以龙雷之性传于大肠，不可传导，故奔迫直泄。似宜先治肾，然胃火不泄，则肾火断不回，遽泄胃火，则胃土因火而崩，胃水随土而泄，又安能底止？又必先健土而后利水，则水清土健，土健火安，龙雷火易收。用**缓流汤：**茯苓、苡仁、人参一两，芡实、山药三两，车前子五钱，甘草、北味一钱。方无一味非健土，又无一味非利水，故利水之中不走其气。下气不走，上火自升。况健土又无非补肾，肾得补而真阴生，龙雷之火自仍归肾藏。肾火安，胃火失党，胃土又健。水谷更易分消，自火衰泄止。

一口干舌燥，面目红赤，易喜易叹，人谓心火热极，谁知心包膻中火炽乎。心包膻中，相火也，相火虚火。膻中，臣使之官，喜乐出焉，是膻中乃心宰辅，代心君而行赏罚。喜怒者，赏罚所出也。心君神明则赏罚正，心君乱则赏罚移。如权臣假君以行己喜怒，久忘其为臣，以一己之喜怒，为私门之赏罚。及后，置公议，任私情，喜叹失正。宜泄心包火。然泄心包必至损志，志虚心包气更虚，必致心包火更盛。不如专补心气，心气足，心包火自安，何致上炎口舌面目，成喜叹不节乎。用**归脾汤：**人参、茯苓、麦冬、山药、当归三钱，炒枣仁五钱，远志一钱，广木香末三分，黄芪二钱，甘草二分。三剂诸症平。此补心气，仍是补心包火，何以火反息？不知心火宜泄以为补，心包火宜补以为泄。心包火旺，由于心君气衰，补心，心包不敢夺权，又何敢喜叹自若，僭我君主。喜叹既正，则赏罚条教、颁赐无不得宜，宁有酷烈炎炎之变？

一鼻出黑血不止，名曰衄衊，乃心热极，火刑肺金也。夫肺为心火克，宜红血，今血黑，得毋疑肾火刑母乎？肾，肺子，安有子杀其母者？然黑实肾色，何也？因心火太热，心移热于肺，肺受火刑，必求救于肾，肾恶心火克母，乃出其全力以制心，心已移热于肺，肾即随火而奔入肺，肺并力相战，誓灭此而后朝食，混杀肺宫，肺无可藏，肾即逐血出鼻，红变为黑。真不共戴天，焦头烂额，白日俱昏。宜单治心火，不必泄肾火。盖火息金安，肾水不与心相斗。用**救衊丹：**黄连二钱，茯神二钱，丹皮、生枣仁、生地三钱，麦冬五钱，玄参一两，柏子仁一钱。四剂愈。此制心火，不损心气。肾见君火衰，肺金旺，则仇之已极矣，自返兵旋旅，何至穷寇再追。或谓心为肾子所篾，则心气必伤，自宜急泄肾气，毋使追奔，何泄心以助其虚？不知肾水原非有余，不过因肺母之难，奋不顾身，若因心火起衅，转伐肾子，非理也。况方虽泄心火，正未损心气，名泄心即补心也。不过少解其炎氛，以泄肾子之愤耳。愤雪，火即解。且肾有补无泄，倘泄肾转足激怒，必变生不测，非善矣，何若泄心火为得。

一人肝火内郁，结而不伸，闷烦躁急，吐痰黄块，人谓火郁宜达，然达之愈炽，何哉？盖未尝肝肾同治也。肝属木，木中有火，火郁而不宣，虽是外邪蒙之，亦因内无水润之也。木无水润，郁更甚，倘徒用风药以解肝火，不用润剂荫肝，则熬干肝血，火益盛。徒用润剂益心，不用风剂舒肝，则拂抑肝气，郁更深。郁深则烦闷于心，火盛则躁急于腹，欲痰涎化，得乎？治法，舒肝解火，复补肾济水，自郁结伸，诸症愈。方用**肝肾两舒汤**：熟地、玄参、白芍一两，茯苓三钱，丹皮三钱，柴胡、甘草、炒栀子一钱，当归五钱。四剂痊愈。方用柴、芍、栀子舒肝，风以吹之也；熟地、玄参、丹皮补肾，雨以润之也。茯苓、甘草调和二者，使风雨和顺。如夏令炎热，草木枯槁，忽金风习习，大雨滂沱，自然快畅。枯槁倏变青葱，井中泥泞尽为清泉，爽气迎人，犹有烦闷躁急、吐痰成块哉。

一热极，心头一块出汗如雨，他处全无，人谓心热，谁知小肠热极乎。小肠在脾胃下，何火能犯心出汗？盖小肠与心为表里，小肠热，心亦热矣。然汗出于心头皮肉之外，仍心热，非小肠热。然心无液，取给于肾以养心，倘汗是心出，竟如雨，必亡阳，立化乌烬，胡心神守舍不狂？明是小肠热水不下行而上出也。然水无有不下，何不走阴器而反走心前皮肤？正表里关切，心因小肠而焚，小肠即升水救心，心无窍入，遂走皮肤，由毛窍尽出。法仍治小肠，利水，分消火气，水自归源，汗不外出。用**返汗化水汤**：茯苓一两，猪苓、刘寄奴三钱。一剂汗止。二苓利水，加刘寄奴止汗又利水，性又速，同二苓从心直趋膀胱，由阴器下泄，水去，火亦随去矣，正不必再剂以损脏腑。

一口舌红肿不能言，胃甚饥渴，人谓胃火上升。夫胃火动，非发汗亡阳，必躁妄发狂，宁止口舌红肿不能言乎。然此心包火也。舌乃心苗，亦心包窍。心包代心君出治，必借口舌以宣政令。惟心包无火，则口舌间无非清气上升，喉舌安闲，言语响亮。迨心包火动，易于作祟，如权臣多欲，立威示权，必先从宣传之人始。今相火动，喉舌红肿，势也。既红且肿，何能言语。又如相臣肆戮辱，则喉舌之臣钳口结舌，缄默求容，然过于肃穆，不投货财，不足餍所求，贪饕念起，饥渴所以甚也。法清心包火，不泄胃，恐胃土衰，心包转来生胃，其火愈旺。用**清火安胃汤**：麦冬一两，石斛、丹参、生地三钱，炒枣仁五钱，竹叶百片。三剂症痊，饥渴愈。此全泄心包火，又不泄心气。心包火息，胃气自安。又如大臣遇明主，格外包涵，悔艾洗心，共图安奠，乱世奸雄，转为治世能臣。

暑 证

一行役负贩，驰驱于烈日，感暑猝倒，人谓中暑，谁知中暍乎。暍与暑何分？盖暑热由外入，暍热由内出。行役负贩，驰驱劳苦，内热欲出，外暑遏抑，故猝倒，是暑在外，热闭也。倘暑不宜扬内热，则气闭热反不散。宜散内热，佐消暑。用**救暍丹**：青蒿五钱，茯苓、白术三钱，香薷、知母、干葛一钱，甘草五分。二剂热散，不必三剂。方用青蒿平胃火，又解暑热为君。香薷解暑，干葛解热为佐。又虑内热极，但散而不寒，恐火炎上，故加知母凉之，更妙在白术、茯苓利腰脐，通膀胱，使火热下趋小肠尽出，火下行，自不逆冲，外暑内热各化乌有。

一中暑气不升降，霍乱吐泻，角弓反张，寒热交作，心胸烦闷，人谓暑气内热，谁知阴阳拂乱乎。阴阳和则邪不能干，苟阴不交阳，阳不交阴，邪即乘之而入。邪扶强不扶弱，阴强助阴，阳强助阳。夏人多阴虚阳旺，邪即乘阴虚而入，欺阴弱也。然阳旺又助阳不助阴，阴见邪助阳，又妒阳旺而相战，阳又嫌与邪党，欲嫁邪于阴，阴不受，于是阴阳乱，邪往来作祟。此阴阳所以不通，上不升，下不降，霍乱吐泄，角弓反张，阴不交阳作寒，阳不交阴作热，心胸竟成战场，安得不烦闷。宜和阴阳，佐祛暑，缓调，不可遽折。用**和合阴阳汤**：人参、香薷、藿香、苏叶、花粉一钱，白术二钱，茯苓五钱，厚朴五分，陈皮、枳壳三分，砂仁一粒。水煎，探冷徐服。二剂愈，不必三剂。此分阴阳清浊，通上下浮沉，调和拂乱，实有奇功，助正不增火，祛邪不伤气，殆此方欤。

一中暑热，腹疼痛，欲吐不能，欲泄不得，人谓干霍乱。霍乱何分干湿？以不吐泻耳。邪在胃则吐，则邪越上，在腹得泄，则邪趋下。越上邪不入中，趋下邪不入内。今不吐不泄，坚居中焦，如皇城反叛，四境虽安，腹心之祸立时变乱，喋血于禁门，横尸于内殿，非奋不顾身之将，冒矢受锋，乌能安反侧于顷刻，定祸乱于须臾。用**人参瓜蒂汤**：人参一两，瓜蒂七个。煎饮，即吐愈。此脉必沉伏，不吐则死。古亦知用瓜蒂，但不敢加参。胃气虚，故中暑，今大吐，胃必更伤，故用人参，吐中安胃。且胃素虚，暑邪壅之，虽用瓜蒂，气祛不能上送，欲吐不能，即吐不多，邪终难出。用人参一两，则阳气大旺，力能祛邪。得瓜蒂，安得不大吐。使邪散正气无伤，如内乱定，君臣复归，仍是攸宁。

一中暑热症，必多汗，今大汗如雨，一出不止，人谓发汗亡阳，死症，谁知亡阴死症乎。暑热伤心，心伤汗自外泄，然心中无汗，何以有汗，此汗生于肾，盖心液肾所生也，岂心中之汗非肾所出乎。虽汗多亡阳，乃阳旺，非阴虚。但阴不能制阳，阳始旺，亦阴不能摄阳，阳始亡。阴阳互为其根，阴不能摄阳，阳能恋阴，尚可回阴中。阳一出不返，阳根于阴，阳出不留，阴亦俱出，罄肾中之精，化汗大泄，试思心液几何，能发汗如雨乎？明是肾汗，非心汗。汗是肾非心，亡亦是阴非阳矣。世谓发汗亡阳，未知阴阳之道也。用**救亡生阴丹**：人参二两，枣皮二两，熟地半斤，北味、茯神、白芍一两。熟地、枣、味俱填精补水，茯神安心，白芍收魂，人参回阳，此人所知。阴已外亡，非填精何以灌注涸竭之阴；阳已外亡，非补关元，何以招散失之阳。妙在枣皮、北味补阴仍收敛，阴得补而水生，肾中有本，汗得补而液转，心内无伤。又茯神安之，白芍收之，则阳回阴返，自有神捷。如家遭回禄，搬移惟恐不速，及火灭屋存，亲友争助，兼有金帛米粟，自速奔回，重寻家室，整旧如新，以安眷属。倘少用煎药，无论水不骤生，火不遽息，遥望室庐尽化，又无米粟金帛，神亦何恋而复归乎？此论实人所未知。

一中暑热极，妄见妄言，见鬼，然人不烦躁，口不甚渴，人谓热极发狂，谁知寒极相战，寒引神出，似狂非狂乎。中暑热证，何变寒，寒更变似狂。盖阴气素虚，阳又不旺，暑热乘阴阳两衰，由肺入心，心气不足，神即越出逃肾，肾中阴寒之气上升，则暑邪自出心外，流连肺内。暑邪既出，心宜重归本宫，然心尚恐暑侵，仍依肝子以安神。肝藏魂，神入于肝则肝魂不宁，出于躯壳，妄见妄言见鬼。魂外游，神居魂室，反享宁静，况无肝火，肾中阴寒相逼，心君藉以杜暑，恃此无恐，有何烦躁乎？惟肺独受暑邪，火刑金作渴。然肾见肺被刑，肾中阴寒直冲救肺，故口虽渴不甚。宜散肺中暑邪，补脾胃。土旺肺亦旺矣。肺旺又得散邪药，暑自难留，暑散魂归神返。用**护金汤**：麦冬一两，人参、茯苓三钱，百合五钱，紫苑、香薷、甘草一钱。二剂愈。妙在补肺脾胃气，不救心以益寒，不助肾以泄火，不补肝逐神，魂自归肝，神自返心者，以邪有制，不必逐之太过，正不大虚，不必补之太多。不可因邪居上而下治，正轻于下而重治。

燥 证

一阴已耗，思色以降精，精不出内败，小便道涩如淋，人谓小肠燥，谁知心液燥乎。久战，相火旺也，然由心火旺。君火静，有为，行似无为；君火衰，不能有为，转若有为。盖心君衰，相火上夺其权，心欲固，相欲动；心欲闭，相欲开，况心原思色，无怪精自降也。然心衰因肾水虚。心液，肾精也。精足上交心，心始不动，即动，相代君行令，不敢僭君以夺权，故久战不泄。精虚心无所养，本不可战，相火鼓动，定难持久。今阴耗，非精虚比。其心君寡弱，惟相是任，心甫思色，相火操柄，久之心弱，相亦不强，不必交接精已离，既离，又不能行河车逆流法，安能复回故宫哉？势必闭塞溺口，水涩如淋而作痛。法须补心仍补肾。然补肾不利水，则水路不通，精浊不泄。用**化精丹**：熟地二两，人参、牛膝、生枣仁五钱，枣皮、麦冬、白术、沙参一两，前子三钱。二剂愈。人参生心液，熟地、枣皮、沙参填肾精，麦冬益肺，使金生水，肾自滋心，又得枣仁，则心有权，自下通肾，肾气足，气行膀胱，又白术利腰脐，则尤易通达，加牛膝、车前下走利水，则水窍开，精窍闭，何患小肠之燥涩。心液非补肾不化，精窍非补肾不闭，倘利水逐浊，何能效乎。

一日间口燥，舌上无津，至夜又润泽，人谓阳虚之燥，谁知阴畏阳火之燥，不交阳乎。人无病，阴平阳秘。惟阳旺则阴衰，阳衰则阴旺，皆成病。口燥，阴阳两虚。然有辨。夜燥，阴气虚；日燥；阳火旺。肾水，阴水也。舌上廉泉，正肾水所注，肾水注廉泉则舌上不燥，胡阳火遽至烁竭哉？阳火烁肾水，宜立亡，何仅口燥？且肾水干，自日夜焦涸，何但日燥？此阳火甚旺，阴水尚未大衰，只可自顾保阴，不能分润济阳，坚守其阴于下焦，不肯上交阳位，故日燥夜不燥。法不必泄阳火之旺，惟补真阴水，水足济阳。用**六味汤加麦味**：熟地、麦冬一两，枣皮、山药五钱，丹皮、苓、泻三钱，北味一钱。数剂愈。六味补水，麦、味固肺，肺肾相资，水尤易生，下水满，上水自盂。阴何吝而不交阳？阳得阳而化，亦得阴而平，阴既既济，阳又不旺，口安得再燥。

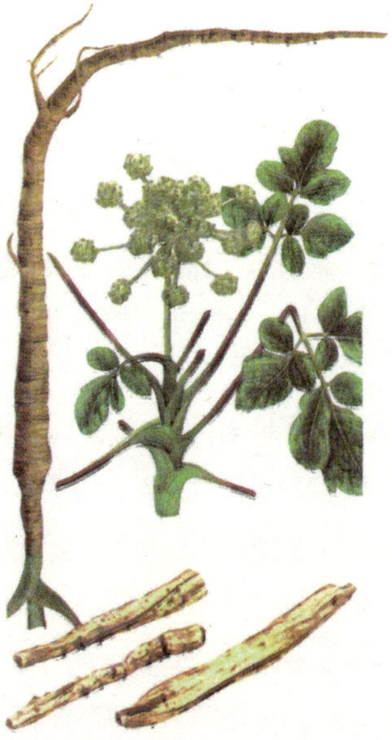

一交感乐极情浓，精泄，阳物不倒，精尽血随，人谓火动极，谁知水燥极乎。肾中水火不可须臾离，盖以阴阳之气彼此相吸不能脱。阳欲离阴，阴下吸，阴欲离阳，阳上吸。惟醉饱入房，乱其常度，阴阳不能平，于是阳离阴而阳脱，阳不来救也；阴离阳而阴脱，阴不来援也。至是则水火两绝，魂魄且不能自主，有精脱而死者。今但精尽血随，乃阴脱阳未脱也。使阳脱，阳物何能不倒。急大补肾水，俾水生留阳。然阴脱，须阳药引阴，今阳强不倒，倘补阳，必更燥，涸水且不生，又何能引阴？不知无阴则阳不得引，无阳阴亦不能引。宜用九分阴药，一分阳药，大剂煮饮，水火无偏胜，阴阳相抱合。用**引阴夺命丹**：熟地八两，人参一两，北味三钱，沙参二两，肉桂一钱。连服四剂，始有性命。再将前药减十分之七，服一月如故。用熟地、沙参大补肾阴，人参固未脱之阳，北味收耗散之气，用肉桂于纯阴，引入于孤阳内，令已离者重合，已失者重归。倘不多补阴，重用人参、桂，则阳旺阴涸，止可救绝于一时，不能救燥于五脏。

一夜不能寐，口中无津，舌干燥，或开裂纹，或生疮点，人谓火起于心，谁知燥在心乎。心属火，必须肾水滋为既济。水既不滋心，舌，心苗，何得不燥。至夜，心气入肾，肾中无水，不敢入，故不寐。宜大补心津，则心不燥，口舌自润。然徒补心，心液未必大润。盖心津，肾内精也。肾水上交心，则成既济，尤宜补肾生心。用**心肾两资汤**：人参、茯神、炒枣仁、沙参、枣皮、芡实、山药三钱，柏子仁、北味一钱，麦冬五钱，熟地一两，丹参、菟丝子二钱。十剂夜卧安，口中生津，诸症尽愈。此心肾同治，补火水足济，补水火相生。故不见焦焚，反获优渥。

痿　证

一胃火日冲肺，遂痿弱不起，不能咳嗽，及咳嗽，又连声不止，肺中大痛，非肺痈之毒，乃肺痿之病也。肺之成痿也，乃阳明火上冲肺，肺液少，不能减阳明焰，金从火化，久之，肺叶酿成火宅，清凉药又不能直入肺，非格清凉也。肺热何能生肾？水干无以济火，则阳明火更甚，自求救水谷。水谷清肃之令不行，不能化津输肺，则肺燥为何如。如是，肺液尽变涎沫浊唾，不得不从外出。肺液干，肺气自怯，涎沫浊唾苦难推送，故咳嗽不能。然涎沫终非养肺之物，必吐出始快。无如盘居于火宅，不可犯，咳则火必沸腾，胸膈必痛，此欲嗽所以不敢也。然咳终不可忍，而咳嗽生。涎沫虽出，火无水养，上冲咽喉不肯下，故连声不止。咳且胸膈痛，连声不止，安得不损干燥之肺乎。若用治痿药，愈伤其肺。宜泄胃火，大补肺气，更兼补肾水。用**生津起痿汤**：麦冬、玄参、熟地一两，甘草二钱，甘菊、银花五钱，天冬三钱，花粉一钱，贝母一钱。八剂咳止，再十剂痿除。此方补水泄火，不用大寒。盖阳明胃火初起，用大寒，泄火所以救肾水；久，用微寒，散火所以生胃土也。胃火盛，乃胃土之衰，扶胃土即所以泄胃火。胃火散，胃土健，胃气自升，化水谷之精微，输津于肺。又加二冬、草、粉、贝母，益肺消痰，肺中更润。又得银花败浊之毒，则肺何至再燥。尤妙加熟地以补水，水旺不耗肺，则肺更安，清肃下行各脏，水生火息，痿自愈。

一素好色，加劳役，伤骨动火，复入房大战，至两足痿弱，立腿颤，行骨痛，卧不起，然颇能饮食，易消，人谓食消，谁知肾火盛，引动胃火成肾痿乎。肾火何以引胃火？盖胃为肾关，胃开阖，肾司之也。肾火冲胃，胃之关门敢阻抑乎？必同来助势，听肾火使令。况肾火，龙雷火也。龙雷过处，劈木焚林，且胃火性喜炎上，安得不相因而起。二火上消铄，肾水立干。幸肾火盛，胃火尚未大旺，故但助肾消食，不至发汗亡阳。且饮食易消，犹有水谷养阴，虽不能充满骨中，亦可少延肾内。宜急补肾水以制阳光。用**起痿降火汤**：熟地三两，薏仁、金钗石斛、牛膝五钱，枣皮二两。二十剂痊愈。此大补肾阴，全不泄胃火，如皇居粮足，则士马饱腾，关门守卒，安敢兴鼓噪之声。自见粮糈搬运，任出入，何至攘夺争取。及转输如意，国富民殷，朽红充满于天庾，边塞尽皆支给，既无枵腹之愁，必多超距之勇。

消　渴

一消渴，气喘痰嗽，面红虚浮，口舌腐烂，咽喉肿痛，得水则解，日饮水汁一斗，人谓上消，谁知肺消乎。肺属金，宜清肃，何火炽如此？心火刑也。心火刑肺，何竟成消渴？火刑肺，肺金干燥，肺又因肾虚，欲下顾肾，肺燥，肺中津液自顾不遑，安能顾肾。肺既无津养肾，又恐肾水涸，乃索外水以济。然肺得补水，只可救本宫之炎，终无益于肾。肾得外水不受，与膀胱为表里，故饮水即溲。似宜专泄心火，救肺热。然肺因火热发渴，日饮外水，必有水停心下，水日侵心，则心火留肺不归心，久成虚寒，是寒凉反为心恶。且寒凉不能上存，势必下趋脾胃。夫肺火盛不可解者，正苦于脾胃虚，土不能生金也。再用寒凉，必损脾胃气，肺又何养？必仍治肺金，少加补土，则土旺肺气自生，清肃行，口渴止。用**清上止消丹**：麦冬二两，天冬、银花一两，人参三钱，生地、茯苓五钱。二十剂痊愈。此重治肺，轻治脾胃。治肺不损金，清火不伤土。土生金，金生水。但加金银花实有妙义。火刑金，多饮水则寒热相击，热虽暂解，毒必留积，用清金药解热，不能解毒。与其俟毒发用解毒，何若乘解热兼解毒为得哉。尤妙银花不特解毒，且善滋阴。

一消渴，恣饮数十碗，始觉胃中少快，否则胸中嘈杂如虫钻，易饥，得食渴减，不食，渴尤甚，人谓中消，谁知胃消乎。胃消多因燔熬烹炙肥甘醇厚过于贪饕，酿成内热，津液干涸，不得不求济外水，水入胃，不能游溢精气，上输于肺，肺因胃火炽，不能通调水道，于是内外水，建瓴而下，饮一溲二，不但外水难化，且平日素蕴水精竭绝，尽输而下，较暴注、暴泄为尤甚。此竭泽之水，不尽不止。肾水未亏，尚可制火，膏粱人肾水无不素乏者，能保不烁干肾水足矣，尚望肾救援乎。内外无制，势必求外水相济，外水又不可济，思食济之。食入，胃止解火于须臾，不能生水于旦夕，不得不仍求水救渴。宜少泄胃火，大补肾水。肾水生，胃火息。肾有水，关门不开，又何从沸腾。用**闭关止渴汤**：石膏、青蒿五钱，玄参、麦冬、熟地二两。二十剂痊愈。用石膏、青蒿止胃火，玄参、熟地填肾水，重用麦冬益肺。夫胃关开，由肾火动，肾火动由肾水乏，今补水则水旺，肾火无乱动，火静，肾水不沸腾。肾水既安肾宅，胃火何能独开胃关。

卷 七

痉 痓

一感湿热，忽又伤风，口噤不能言，项背几几，脚挛急，角弓反张，人谓太阳伤寒，谁知太阳之痉病乎。夫痉病有三阳三阴，亦能传经，与伤寒无异。但伤寒单伤于风，痉病则合湿热而成。似乎伤寒可单治风，痉病兼治湿热。夫邪之所凑，其气必虚，一邪相犯。已是正气之亏，况三邪同犯乎。补正祛邪，治痉无难速愈。或谓一邪相犯，尚须祛邪，况三邪并犯，则邪气弥漫，非用祛邪药安能济？不知一邪其力专，众邪犯，其势散。力专宜攻，势散可补。于补中行攻法，又何不济？无如其证同于伤寒，不散邪骤补，所以杀人耳。苟知可补，又分证治，实易易也。如此证见太阳征，不可径治太阳邪，而宜补太阳气，太阳正气旺，风湿热不治自散。方用**五苓散加减**：白术、茯苓一两，泽泻三钱，猪苓一钱，羌活五分，桂枝三分。三剂诸症痊。五苓散利膀胱水，此证三邪中，至难去者湿耳。先利其湿，则火随水泄，风邪无党。故少用羌活、桂枝祛风，则风自解。虽然五苓散非单利湿药，术、苓原健脾胃，今加之为君，则补重利轻，所以健功速。倘少少用之，则攻多于补，不能奏效。

一感湿热，又感风，颈项强直，一目或左右视，手足搐搦，人谓少阳伤寒，谁知少阳痉病乎。少阳居半表里，其势将欲入肝，而意欲留阳明，故三邪同感而目所以左右视，以审量于二者之间。手足搐搦者，风性动，湿性静，两相违背。风欲动，湿挽之，湿欲静，风激之，热又从中冲击，此搐搦之所以起也。搐搦不已，又风引上行，于颈项不利而湿气留中，遂至强直不摇。法须和少阳正气，少用散邪，易于解纷。用**小柴胡加减**治：柴胡、黄芩、甘草一钱，当归三钱，白芍、茯苓五钱。二剂痉愈。小柴胡和少阳圣药，又加入归、芍补肝气，使肝旺邪不敢遁于肝。加茯苓五钱，健胃利湿，则邪不敢回于胃。茯苓且同柴、芩以祛风热，引之而共之于膀胱，湿尤易下，安不速愈。

一感湿热，又感风邪，遂成痫瘛，身卷足弯，不能俯仰，人谓少阴伤寒，谁知少阴痉病乎。足少阴肾，宜热不宜寒，宜湿不宜燥，何以痉病有湿热反痫瘛踡弯，不能俯仰？不知肾最恶风。肾喜热者，喜真火生，非喜邪火；喜真水养，非喜邪水。盖邪火助燥，邪水增湿。二邪入肾，肾已有尻以代踵，脊以代头之病，况又益风，安能无痫瘛踡弯，又何以俯仰哉？法仍须治湿热，少佐祛风。用**助肾辟邪丹**：茯苓、薏仁五钱，防己、豨莶一钱，玄参三钱。方用防己治肾中风，苡、苓去肾中湿，玄参、豨莶治肾中热。风热湿三者均治，何病不去。肾有补无泄，今去三邪，得非泄肾药乎？然苡、苓利湿不损阴，防己虽去风不伤气，玄参、豨莶虽去火不灭光，非泄肾，仍是补肾，倘单泄不补，乌能奏功。

一感湿热，又感风邪，厥逆下利，舌卷囊缩，背曲肩垂，项似拔，腰似折，手足俱冷，腹胀大，人谓厥阴伤寒，谁知厥阴痉证乎。风湿热三者，合而成痉。邪传厥阴，乃肝木之经，其势更急。误发其汗，必致动湿。湿虽阴类，然是外受阴邪，非肝中真血。所动之阳奔于湿中，为湿所役，必至亡阳。盖脱出之阳，势本急疾，亲上飞腾，不啻龙之出谷，其体轻矫而不可止遏。今为湿所滞留，则如蛇行匍匐，尽力奔越，究难飞腾，此痉皆误汗而成。法不可拘于散邪，仍须补正。补正奈何？亦救其亡阳，亟使回阳耳。虽然阳之所以亡者，由于阴虚不能摄阳，故补阳必须补阴。补厥阴之阴，仍从少阴肾经以补也。方用**回阴散痉汤**：巴戟、山药、白芍五钱，茯苓、白术一两，防风五分，炒栀子、甘草一钱，当归三钱。此补肝血，佐去风湿、去火之味，自是正治。何又益巴戟乃正补少阴也？盖厥阴木非少阴水不生。何必补肾火？讵知汗发亡阳，阳气尽泄，肾中已无真火，单用寒凉祛热，则脾胃不胜其寒。巴戟温肾，不大热，肾温阳回，肝清阴足，阴阳和，正气固，三邪不攻自破，况原有攻乎。此有益无损，千古未明，特表之。

汗 证

一大病后，日常遍身出汗，人谓内热发汗，谁知阳虚外泄，腠理不能自闭也。大病后气血大亏，气不能入血中，必至逼气于肤外，使肺金清肃之令行，气虽欲越出，腠理未疏，何能外泄？惟大病后必损肺，肺无自主之权，又安能禁其气之不泄哉。气既不固，汗，气所化也，汗随气泄，气泄而魄汗淋漓，遂致遍身出汗，有不散尽真气乎？似与亡阳证同，然亡阳证身丧顷刻，何自汗不至遽殒？盖亡阳乃热邪驱，自汗乃阴虚促也。阳病暴，阴病缓，阳暴难于救援，阴缓易于调剂。自当以补气，补气兼以补阴，则阴能摄阳，汗自止矣。方用**摄阳汤**：人参、黄芪、熟地一两，白芍、麦冬五钱，北味一钱，枣皮三钱。十剂痊愈。此用参、芪大补其气，气足则肺金有养，皮毛自固。又益麦、味，则肺不特足以卫外，兼可以分润肾水。犹恐汗出太多，必损耗真阴，更加熟地、枣皮益精，使肺金不必来生肾水，则肺气更旺，皮毛益固。尤妙增白芍收敛肝气，则肝木自平，使肺金无仇相逼，则肺气安，自能行清肃之令。清肃令行，下输于膀胱，则上下气舒，心中生液，不来克肺，则肺金有权，安肯听汗自出，此摄阳之妙法也。倘贫穷无力买参，前方倍加黄芪二两，增防风五分，功同，但必须多服数十剂。

一梦遗后，身体狼狈，加太劳，或行房太甚，遂盗汗淋漓，人谓肾气虚，谁知心气热乎。心肾，两相交者也。心喜寒不喜热，肾喜热不喜寒，似相违，然相违未常不相合。梦遗自精水不足，加行役劳其筋，行房损其骨，则内阴大亏，又何能上济心？心无肾水济则心热增，心热肾水更耗，久则肾畏心之取资，坚闭肾宫，心欲交肾，肾畏心炎不纳，势必仍返于心，无奈心无液养，烦躁生。然心君虽无宁静之气，未尝无专主之权，徒然烦躁，相火尚不敢显背君主，越出躯壳，乘君假寐，乃窃资重潜移，故盗汗与自汗实不同。自汗，心不得自主；盗汗，心尚能操意。此汗必出在胸间者尤甚。汗本热，越出躯壳外，则变为寒。正因相火热乃虚火，非实火，况乘心君之未知而遁出，非明目张胆者比。热出为寒，正显其阴象也。况心原无液，何以得汗？亦窃肾之余津私自潜移耳。泄心热仍宜补肾水，肾水足，心火自清，心火宁，心汗自止。方用**防盗止汗汤**：麦冬五钱，生枣仁、熟地一两，枣皮、人参、丹参、茯神三钱，黄连、肉桂五分。二剂痊愈。此心肾双补。心肾两足，自离而复合。尤妙黄连清心，肉桂温肾，二味同用。能交心肾于顷刻。心肾交则心君清明，相自畏主，何敢窃国帑偷用哉。倘不补心肾，惟事止汗，汗不能止，必轻变重，重变危矣。

一夜汗，初少，后渐多，日久每夜出大汗，至五更止，人谓阳虚盗汗，谁知阴虚出汗乎。阴虚乃肾虚，肾藏真阴宜秘藏，何故发汗？盖肾中火动也，肾水非火不养，肾火妄动，何能生水，何反泄水？即水泄，宜从下出，何走皮毛旁出？不知肾火能生水者，真火也，真火喜静不喜动，水静则真火生水，水动则真火泄水。生水火秘藏，泄水火奔越。故肾中火动，仍肾水自动。肾水动者，由纵欲耗精。精泄过多则劳精，劳精则水动，水动火亦动。火动水不足以济，则火且挟水腾出于本宫，不从下走，乃随火性游行于经络腠理，遇毛窍而泄。初则偶尔游行，久则夜夜出汗，阴气愈虚，愈虚愈汗，毛窍竟成转输大道矣。然汗既宜无分昼夜，何独夜汗？得未阴虚阳未虚乎？阴阳，两相投者也，未有阴虚阳不虚者，况汗亦阳液，安在见其非虚。不知阴阳各有道路，行于阳分，则阴不敢夺阳权，行于阴分，则阳不敢夺阴柄。夜间出汗，实阴走于阴途，至五更，则阴不敢入阳界，故汗遇阳气而自转，非阴虚而阳不虚。宜大补其阴，加阳分药提阴出于阳分，庶阴遇阳而止。方用**补阴止汗汤**：熟地一两，枣皮五钱，人参二钱，沙参、白术三钱，地骨皮一两，北味一钱，桑叶十片。十剂不再出。此方熟地、枣皮补精，地骨、沙参补阴，更消骨髓中虚热，五味、桑叶止汗神剂，参、术健脾天胃，补气药也。多用补阴则水足制火，少用补阳则阳易提阴，阴阳水火既无偏胜，自无走泄，又何必用涩精之牡蛎、敛汗之瞿麦哉。

一每饭头顶至面与颈脖间大汗淋漓，身又无恙，人谓阳气旺，谁知胃气盛乎。胃气即阳气，胃旺则阳旺，不知阳旺者合三阳言也。胃旺者，单言胃经。胃属土，无水谷之入则气安静，即饥饿，其火暗起，亦不过在胸膈间，不能上至头顶。惟水谷填于阳明，则胃中之火借水谷以助势，遂化汗上升，越出于头面上下。此汗明是胃火。然胃火盛宜发汗亡阳，何但出汗上身，下身干燥？盖胃火盛由于心包火旺，心包主火以生土，非助火以害土。胃得火生以出汗，不同于邪火之自焚，故止出汗上焦，不亡阳下焦。宜泄胃火，不可损胃气，使胃平汗自止。用**收汗丹**：玄参、生地三钱，五味三分，桑叶十片，白芍五钱，苏子、荆芥、白芥子一钱。服一月愈。此妙在不泄胃火，反去滋阴。盖阳盛者阴衰，补阴则阴旺，自足摄阳，不必止汗汗自止。况桑叶、荆芥引经止汗，白芥、苏子消痰定气，抑阳归阴，化汗为精，又何疑乎？然必久服始效者，以调胃药和缓，不宜急遽。

五 疸

一谷疸，胸中易饥，多用饮食又发烦头眩，小便难涩，身黄如金，人谓胃中湿热盛成疸，谁知脾胃虚热乎。脾，阴土，用则阳；胃，阳土，用则阴。脾胃和同则刚柔济，通调水道，易于分消，安有湿热存留。惟七情内伤，胃无阴以和阳，则热聚消谷，脾无阳以和阴，则寒聚积水，两相搏激，故昏眩烦闷。所食水谷不变精华清气，反蒸腐败浊气。浊气下降者也，浊气下流于膀胱，膀胱受胃热，气化不行，小便闭塞，水即走于阴器，热散走于皮肤，故身黄。宜升胃中清气以分利膀胱，则清升浊易降，水利热易消。用**分浊散**：茯苓一两，栀子、前子、猪苓三钱，茵陈一钱。十剂痊愈。方用茯苓为君，利水不伤胃气，后佐以去热消湿，则胃无火亢，自脾无水郁。倘不早治，水湿流入于肾，必至腹满成蛊，不治。

一酒瘅，心时懊，热不能食，常呕吐，胸腹满，然清言了了，人谓酒湿作疸。然作疸由于内伤饥饱劳役也，善饮由于胆气旺。盖胆虽不能容酒，实能渗酒，酒经胆渗则化为水，入膀胱下泄。惟饥饱劳役，则五脏损，脏损腑亦损。脏腑俱损，宁胆气独旺？胆气衰，人纵饮，胆独不能渗，必更伤胆气。胆不渗，酒必留脾胃间。脾胃已损，酒又不能受，传之膀胱，膀胱亦不似前之健，水入又不能消，下既不泄，必返上吐。吐既逆，泄又难，中州又不可久留，于湿热气蕴冲膈，心懊侬，由是遍渍肢体，尽发黄。夫懊侬，心神昏乱可知，何又清言了了？不知酒气熏蒸于一时则懊侬。懊侬，则欲痛不痛之状，非心神妄乱不宁也。宜解酒毒，兼壮其胆。胆气旺，酒自消，酒消水气自泄，水泄黄亦自解。用**旺胆消酒汤**：柞木枝、栀子、桑皮、白茯苓三钱，白芍一两，竹叶百片，泽泻二钱。八剂痊愈。妙用柞木枝消酒毒于无形，则拔本塞源。胆气不可不旺，助胆舍栀、芍无他味，余药不过分消湿热，辅君成功。若用吐下，皆操刀之医也。

一女劳疸，肾气虚损，肢酸痛，夜梦惊恐，精神困倦，饮食无味，举动乏力，心腹胀满，脚膝痿，阳痿，股内湿痒，水道涩痛，时有余沥，小腹满，身黄额黑，人谓黄疸，谁知因女色成乎。入房能久战，相火旺也，火衰强战，泄精必多，火随水散，热变为寒。人身水火原不可少，水衰不能制火则火动，火衰不能利水则水留，火得真水成液。今留邪水，反害火成瘅。故女劳疸，仍是湿热结精窍间，非血瘀闭骨髓内。倘用抵当汤峻攻瘀血，或矾石散荡涤微阴，必立亡。宜补肾气，又不可助火；利膀胱水，又不可亡阴。当缓图，难近效。用**减黄丹**：白茯苓、山药、芡实、苡仁五钱，人参、菟丝三钱，白术、前子、生枣仁一钱。三十剂愈，五十剂可无忧。此恣欲失肾成瘅，必更好色，苟坚忍房事，信服前汤，无不生。方妙在固本救伤，并不驱邪泄瘀，肾日足，黄日减。或疑女劳疸因肾无火，何不补火，但补阴利湿？不知疸虽成于无火，今病久阴耗，补火恐又烁阴，反害之矣。

一心疸，烦渴引饮，水停心下作水声，胸前时多汗出，皮肤尽黄，惟目白，人谓黄疸，谁知心中虚热而成乎。夫心喜燥不喜湿，然过燥又非所宜。然心终不宜湿。以湿济燥，不过权宜一时，久则必致害心。水，阴物，阴居阳地，彼此眷恋，不肯遽趋以入小肠，心又因水制，力难分消以入膀胱，乃停心下作澎湃声。膻中相臣见水犯心，必出火以救，战于胸间，水得火炎，化热为汗，时出胸前而出，余水乃欲趋无路，遏抑于皮肤发黄。肝开窍于目，心，肝子，心病肝亦病。然肝见心为邪逼，必出力相援，邪见肝旺，不敢犯界，故目不黄。宜补肝气以生心，泄水湿以逐热，则黄疸自散。用**泄肝利湿汤**：白芍一两，茯苓、白术五钱，茵陈、炒栀子三钱，木通、远志一钱。十剂愈。此补肝正补心，泄水正泄热，故效捷。倘徒治黄，不辨脏气生克，妄用胆草等，必变寒，黄难治。

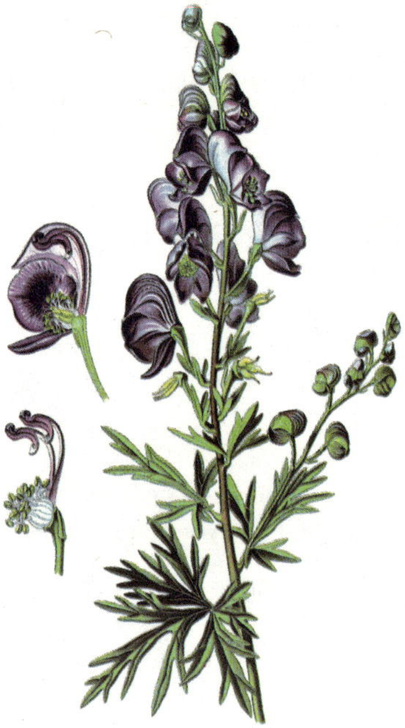

一脾疸，身黄如秋葵，汗沾衣服皆成黄色，涕唾亦黄，不欲闻人言，小便不利，此乃脾阴之黄也。夫脾不恶热实恶湿。脾，湿土，又加水湿，湿以济湿，脾中阳气尽消，无阳则阴不能化，土成纯阴，阴土何能制水？水存脾中，寒土不能分消，听水流行于经络皮肤也。凡脏腑水下输膀胱，乃气化也。今脾纯阴，则无气以达膀胱，故水不入。然水寒宜清，今变黄，寒极似土也。寒极宜见水象，水，黑色，今见黄者，如水寒蓄于阴浊之池，其色必黄也。不欲闻人言者何？脾寒极，心寒可知，心寒则胆怯，闻人言惕然惊矣。宜大补脾，温命门火，佐以利水，则阴变阳，黄病愈。方用**补火散邪汤**：白术三两，附子、半夏、茵陈三钱，人参二两，白茯苓一两。八剂愈。方用参、术补脾，苓、茵利水，附子温火。真火生，邪火自散，元阳回，阴气自消。阴阳和协，水火相安，有何黄病。

泻

一饥渴思饮食，下腹便觉饱闷，必大泄后快，昼夜数次，面黄瘦，肢肉减削，人谓胃气虚，谁知脾气困乎。能消不能食者，胃气虚，由于心包冷；能食不能消者，脾气困，由于命门寒。今思饮食，食后反饱闷，是胃能纳，脾不能受也。然何以大泄后快？脾湿土，既无温暖之气，水谷又湿，湿以助湿，惟恐久留害土，情愿速传为快。如黄河至中州，既无高山峻岭，又少深池大泽，土松水泛，易于冲决，波涛汹涌，连泥带水，一泄千里，日积月累，非断岸摧崩，即长堤迁徙。脾，中州土，大泄之状正同。法宜治脾，并治肾中火。用**奠土汤**：白术、茯苓一两，砂仁五分，山药一两，半夏、故纸一钱，人参五钱，萝卜子二钱，附子三分。方用参、苓、白术健脾，附子、故纸助命门火，山药补肾，砂仁、半夏，萝卜子又分清浊。一二剂效，多用亦无妨。自能回阳于既危，生阴于将绝。

一素好饮，逞醉入房，过于泄精，久则脾气大伤，变水泄，一感风寒，大泄不止，如溏如积，人谓酒湿损脾，谁知酒湿伤肾乎。脾，湿土，最恶湿。酒最湿，幸酒性大热，脾喜热，湿热合则脾不甚伤。无如人借酒之热助命门火，以博久战，究之热不可长恃，精不能坚守，兴阑精泄火息，湿留肾宫。夫脏腑皆赖肾火以化，肾中有湿，火化而湿随，长年相伴不肯离，岁月既深，火日衰，湿日盛，肾不能久留，仍传于脾，前酒湿未去，新酒湿又来，于是湿盛热亦盛，脾不受热益，专受湿害，故作泄。必大补脾肾，后伤者不伤，后解湿热，则泄者不泄。用**解酲止泄汤**：白术、枣皮、茯苓一两，柞木枝、白芍五钱，黄连三分，附子一分。此脾肾兼补。用柞木枝、黄连解酒毒，苓、术消水湿，芍药敛耗脱之阴，又用附子一分引群药入肾，扫荡湿热，非助命门虚阳也。但必多服。盖酒湿之泄甚难建功，以湿热入肾最难出。十剂，或改为丸，日三服，三月痊愈。

一忽作泄，腹痛不可止，面青唇黑，几不欲生，肛边如刀割，大泄倾盆，人谓火泄，谁知受毒作泄乎。此毒或食瓜果，饮凉水，斟隔夜茶，饮露天酒，或游神庙阴寒之地，或探古洞幽暗之方，或贪卧湿地，加餐树间，牛马自死，禽兽难化，皆受毒发泄，虽受毒腹中，泄发肠外，非必死症。然腹疼欲死，乌可不救。宜于解毒中辅泄毒，因势利导。用**化毒神丹**：生草、丹皮、蒲公英五钱，大黄、当归一两，雷丸三钱。不必二剂。生草、蒲公英解毒，合雷丸、大黄则祛毒无太刚，扫毒无过滞，又得当归、丹皮，逐毒不伤肠阴，驱除于至急，消弭于暴亡，实有至理，非孟浪也。

一面黄体瘦，善食易饥，不食则痛，一旦连虫大泄，如团如结，血裹脓包，人谓虫泄。夫虫原因湿生，赖水谷养。善食易饥，乃虫食易消也。不食痛者，虫无食养，食人肠胃也。久之，虫又生虫，聚居于肠胃，索饮食不散。然虫生肠胃，饮食供虫且不足，何能生津液以养脏腑。自脏腑气衰，胃气亦渐弱。胃弱脾亦必弱。胃弱食必减，不能入；脾弱食难化，不能出。久之脾胃大寒，虫无可藏，偶得热汤，乘机下遁而大泄。似宜因虫之遁而尽逐，则肠胃无余虫。然过下必损肠胃，必攻补兼施，正气得养，虫亦尽除。用**扫虫汤**：人参五钱，白术一两，大黄、白薇、百部三钱，黄芩二钱，甘草一钱，乌梅一个。不必二剂。服后用四君子调理而安。此汤名扫虫，实补脾胃气。生虫既多，其伤脾胃必久，似宜补不宜攻。然虫大出，不用攻，徒补则脾胃气回，虫亦回，反留后患。故因其自出，即用祛虫药，虫不敢贪补而流连。况攻中仍补，泄虫不耗气，安得不收全功。

痢

一夏秋腹痛作泄变痢，如鱼冻，久则红白相间，此肝来克脾也。盖夏秋寒热必杂，肝遇凉风木气不舒，上不能宣，必至下克脾土。脾胃受三夏之暑热欺，肝木凋凌，乃与肝相争，肝激成怒，乃相助成恶，忘其自损母气也。红白间者，肝不藏血，色红；肾不藏精，色白也。惟肝血无多，肾精有限，何能绸缪不断，如水倾，如泉涌耶。不知六腑畏肝横，五脏助肾困，交相成也。法急平肝木，少佐祛秽，则肝气不降，肾气顿收，不必止痢，脾胃土自安，何有再痢？用**平肝止痢汤**：白芍一两，当归五钱，栀子、车前子二钱，枳壳、甘草一钱。三剂痊愈。妙在全不治痢，但平肝，痢自止。盖痢始于肝，成于肾。平肝则肝气平，肾气亦平，脾胃又乌有不平。今但知治脾胃，故不遽止。

一夏秋先泄后痢，腹疼痛，后重极，急欲痢又不痢，口渴饮水，小便艰涩，少腹作胀，人谓火邪重，谁知湿热甚乎。盖夏伤于热，饮水必多，热虽解于一时，湿每留于脾胃，迨秋，风袭皮毛，热秘脏腑，于是热欲外泄而不能，势必与湿合。然湿热相合，必相争，疼痛生。相争必相背，相背必相离，热欲下出，湿欲相留，彼此牵掣于大肠，后重现。热欲出不得出，则热必上焚，必求水以解。上中二焦枯，然湿留下焦，水得水而快意，而火则忌水，乃盘踞邀截之路，使水不能传膀胱，水火战斗，仍从大肠而出，此少腹所以胀也。宜分解湿热，俾浊者趋大肠，清者入小肠，不必用涩药止痢。用**分解湿热汤**：车前子一两，厚朴、滑石末三钱，黄连、甘草、枳壳、槟榔一钱。三剂痊愈。用车前子利水，黄连清热，厚朴分清浊，余皆止秽去滞，调和于邪正以解纷。配合攸宜，安有不效。

一湿热作痢，大渴引饮，饮后不甚快，心中懊侬，小便不利，红白相间，似脓血非脓血，人谓饮食太多，谁知火热未解乎。湿热极，始成痢，但有湿轻热重，亦有热轻湿重，此乃湿热两重。单消水则热存，水难降；单清火则水在，火难除。必两泄之，湿热俱不能存。然泄热必伤阳，泄湿必伤阴，不顾阴阳虚实，其不损阴阳者几希。宜于补阴中佐泄热泄湿，则阴不亏，阳亦无害。夫泄之既能损阴阳，则补阴自宜补阳，今仅补阴，即不伤阳乎？不知阴阳互为其根，泄热药仍走大肠，虽损阳，仍损其阴也。今补阴则阴不伤，又何害乎阳？故补阴不必补阳也。用**滋阴止痢汤**：当归、白芍一两，大黄、萝卜子三钱，车前子五钱，槟榔二钱。三剂顿愈。方奇在大黄、萝卜子并用，逐瘀秽、分清浊甚神，又妙用于归、芍内，补以行攻，有益无损。

一受暑湿毒，水谷倾囊而出，昼夜七八十次，脓血稠黏，大渴引饮，百杯不止，人谓热毒攻肠胃，谁知膀胱热结，气不化乎。水湿无不从膀胱出，然膀胱必奉肺气发始能化。今胃受暑，热熏肺，肺不能受，乃移热于大肠，大肠奔迫，必郁结于膀胱。膀胱热结则气不化小水短赤，湿热尽趋大肠出，如决水转石。法须清膀胱热，以迅利小水。然不可徒清膀胱。盖水出高原，肺不热则小水自行，肺与大肠相表里，肺热大肠始热，肺热大肠始热，故清大肠不若清膀胱，清膀胱又不若先清肺热。用**清源止痢汤**：黄芩、紫参、诃子、花粉、地榆三钱，茯苓五钱，甘草一钱。二剂止。此清化源方也。黄芩、地榆凉肺，即解大肠热。紫参清肠胃热，又消积聚，通二便。诃子固肠脱，合茯苓、甘草，则通中有塞，又有调和，所以特神。

癥　瘕

一肝气甚郁，结气块在左胁中，左腹上动痛静宁，久渐壮大，面黄枯，吞酸、吐痰无休，此木郁成癥瘕也。夫肝木喜飞扬，不喜闭滞，肝郁必克脾胃，土受木克，则气不能畅行于脏腑，遇肝部位，必阻滞不敢行，日积月累，无形化为有形，非血积成瘕，食积为癥。宜舒肝郁，助脾胃气，则有形化为无形。倘误认为食，妄用消导，误认为血，轻施败血，则脾胃气大伤，肝郁仍不能解，势必其形愈大，每致死不悟，不可悲乎。用**平肝消瘕汤**：白术、白芍一两，当归五钱，柴胡、神曲一钱，山楂一钱，枳壳一钱，半夏一钱，鳖甲三钱。二十剂块全消。此平肝解郁，肝气舒，不克脾胃，则土气自安，又加白术健脾开胃，则脾胃气旺，不畏肝克，气自通肝，又何阻滞？况山楂、鳖甲攻坚去秽，如主将健，军士勇敢善斗，贼亦何苦死战不散乎？且原无贼党，不过自己畏怯，闭塞门路，一旦资财富饶，兴工动作，重开路径，何至郁闷不舒，再堆粪土。

一脾气虚寒，又食寒物，结小腹间久不化，成硬块，久能动，人谓征结生瘕，谁知命门火衰不能化物乎。脾湿土，非命门火不生，亦非命门火不燥。倘命门火衰，则釜底无火，何以蒸腐水谷？如阳和之地，有太阳照则万物发育，阴寒之地，则雪积冰坚，草木萎槁，安得萌芽？非土得火之验乎？淤泥湿田，非烈日炎氛未易烁干，是土又得火而燥也。人脾土亦然。无火则脾湿，湿则脾气不化，饮食停住于中，癥瘕生。湿能生物，又加癥瘕之结，宜有变动之物以成其间，然乘其初动，用逐秽攻坚，未尝不可遽去。但因火衰，致土衰，由土衰生物，仍用攻逐之法，则愈损脾阴，何若仍补命门火以扶脾气，则旺土自能消化，不用攻逐癥瘕自开。用**温土消瘕汤**：茯苓、白术一两，肉桂、枳实二钱，山楂一钱，人参、巴戟五钱。十剂全消。方用巴戟、肉桂温命门火，火旺阴邪自灭。参、苓、白术健脾又利湿，湿去燥土温和，寒虫水怪何所潜形？况有楂、实原能攻逐乎。此治本又治标者也。

一气虚下陷，食停脾胃成块，久形渐大，悠悠忽忽，似痛不痛，似动不动，人谓痞块，谁知由于阳气不升乎。脾胃气不可下陷者，倘饥饱劳役伤其形，房帏秘戏伤其骨，又不节口腹，则脾胃气又何能升？脾胃气降则阳闭阴中，阳闭阴中，阴自离阳，内阴阳不交，饮食不易消化。饮食即能化，气结不伸，亦能成形，但其形外大内歉，按如空虚，现假象惑人也。法不必治块，惟升阳气，脾胃不下陷，气块不消自化。用**补中益气汤**：人参、当归三钱，黄芪、白术一两，甘草、陈皮、柴胡、半夏一钱，升麻四分。此汤乃提阳气圣药。病本气虚，故用黄芪为君。白术用一两者，以块结于腹，取利腰脐，通上下气。参、归助芪、术生脾胃上。土旺用升、柴提之，则气尤易升。癥瘕未必无痰涎相缠，故加半夏于陈、草中，则消痰不耗气，同群共济，发扬阳气，即有邪结，无不散。况原系气块非血块，有不消化哉。

卷　八

疟

一疟先腰痛，头痛且重，寒从背起，先寒后热，热止汗出，不能即干，遍身骨节疼痛，小水赤短，人谓脾寒，谁知太阳膀胱疟乎。疟即风邪，风从太阳入，疟邪独不从太阳入乎？惟冬月风邪入太阳成伤寒，何夏秋风邪入太阳成疟？盖冬风至寒，夏秋风至热，风不同，病亦异。虽无食无痰不能成疟，岂夏秋多痰食，冬月独无乎？明是热风作祟，裹痰食不化，行阴作寒，行阳作热也。痰食遇寒则停住，遇热则流行，何反裹痰食不化？不知热风最销烁诸物，明欺痰食易化，包藏胸腹中，脾胃正气恶其包藏，乃相争夺，于是寒热酷烈，因衰盛分胜负。正不敌邪遂狼狈，无津液养身，骨节所以酸痛。正既不敌邪，邪更张，反截其路，小便不能遽出，邪火入，故短赤。宜健脾胃，散太阳邪，消痰化食，邪无恃自散。用**开邪汤**：茯苓、白术五钱，前胡、柴胡、人参、青皮、枳壳、山楂、半夏一钱，甘草五分，猪苓二钱，白蔻三钱。三剂愈。此健脾胃则土旺，敢与邪争，健脾胃妙在利水化湿，引邪直走膀胱。膀胱，太阳经也，邪从太阳入，仍从太阳出，何其顺也。邪入本经，尤易分消。尤妙不专散太阳邪，兼表少阳郁。盖少阳乃太阳去路，早断之，则邪不得不趋太阳原路。况消痰化食，无不得宜，则堂堂之师，贼自惊遁。

一发疟时先热，头痛鼻干，渴欲饮水，目眴不得眠，甚则烦躁，畏火光，厌喧哗，人谓热疟，谁知阳明胃疟乎。阳明胃多气多血，邪入阳明，其势自大，胃容水谷，宜足容邪，邪入何反作祟？盖水谷正资盗贼粮也。如贼居小处，势不能张，贼不舒展也，乃突围而出，入通都大邑，足供其欲，流毒必加倍，后必贪心未厌，放抢四郊，横掠旁郡，阳明胃邪亦如之。胃中水谷本充饥渴，耽耽虎视，索水救内炎。水愈多，渴愈甚，渴甚多饮，则水停心胃，心气为水遏，不得下交肾，则心肾两开，何能寐？心不能下交于肾，则肾畏火炎，又何敢上交于心滋心液，自心无所养，烦躁生。烦躁生，火邪更炽，伤火更畏火势也。畏火者喜静，喧哗，动之极也，安得不恶。势必急泄阳明胃热邪。然火邪居胃，燥干津液，胃气必虚，使不补正，则正气消亡，邪益跳梁，故须于补中以泄火邪，则正不伤，邪亦易解。用**平阳汤**：干葛二钱，人参、贝母、石膏三钱，茯苓、白术、麦冬五钱，橘红、柴胡一钱。四剂愈。此参、术助脾胃气，干葛石膏泄阳明火邪，贝母、橘红消阳明痰食，麦冬滋肺，柴胡舒胆，茯苓泄太阳滞，攻补兼施，彼此相制，邪自就抚。

一发疟，寒热俱盛，腰痛脊强，口渴，寒从下起，先脚冷由腿而脐，由脐冷至手，颈以上则不冷，人谓寒疟，谁知少阴肾疟乎。此须补阴为主，倘开手用祛邪药，必变四日两发。盖此疟原是内伤于阴，邪乘阴虚遁入耳。初起用补阴加散邪药，随手奏效。无如人但去邪不补正，遂至阴愈虚，邪益深。然邪乘阴虚入，仍补阴，阴盛邪自退。用**退邪汤**：熟地、生首乌一两，当归、鳖甲、茯神、山药五钱，白芥子、人参三钱，柴胡五分。四剂愈。此补肾真阴，何以加人参、柴胡舒少阳气、健脾胃土？不知邪入肾经，在治法，势必提出少阳半表里，而后风邪易散。又恐柴胡入至阴提出至阳，非人参则升提无力，故用以健脾胃，土有生气，阳足以升阴也。况鳖甲、首乌入阴攻邪，邪何能久恋不去乎？及阴越出于阳，阳气不虚，岂容邪存在，阴阳并攻，邪自却走。

一四日两头发疟，终年不愈，但热不寒，虽有汗，不渴，每发于夜，人谓阴虚极，谁知阳衰极乎。阴平阳秘，则邪不能犯，邪入每乘阴阳之虚，疟邪亦然。然疟必先入阳，后入阴。入阳发近，入阴发远，入至阴其发更远，四日两发者，乃《内经》云“间二日之疟”，即邪入至阴也。邪入至阴最难祛逐，以阳气衰微，不敢与邪相战，邪安居至阴，有无可如何之势。邪正不两立，正不容邪，邪每欺正。今邪居至阴，竟安无事，是邪正两不相分，竟忘其为邪也。如强梁奸主妇，初则相争，及主负创不敢入室，反客为主，鹊巢久居，主妇必欲祛除，力难制缚，不得已偷安同梦，忘其夫之在外。倘主奋勇，邻朋相助，与强梁战，妇必内应，可连战取胜，此疟实同。必大补阳气，后益攻阴，则邪出与阳角，始成功。倘谓阴虚用滋阴药，邪且乐得相资，虽佐祛邪，彼且紧闭至阴之藏，不能入，愈坚不出之念矣。用**升阴祛邪汤**：人参、生首乌、鳖甲、熟地一两，茯苓、枣皮五钱，肉桂、柴胡一钱，白芥子三钱。二剂寒热交战，病反重，四剂愈。此阴阳两补，意重补阳，阳旺敢与邪斗，初服阳与邪战，故病重。兼补阴者，助其阴，邪不敢重回至阴内。用柴胡提阴气交阳，则邪亦从而出，一遇阳气，则彼此大斗。又鳖甲、首乌智勇绝伦，邪自披靡而遁。

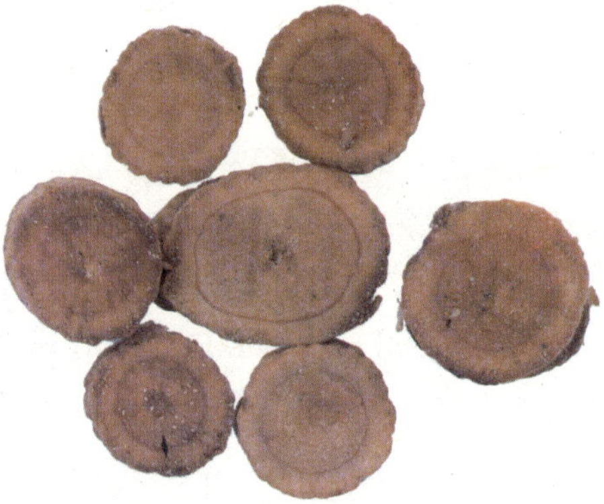

一哀哭过伤，痢后成疟，困倦甚，人谓疟母未消，谁知阴阳两亏。阴阳正气旺，邪不能侵，正衰，邪不肯散，是疟之盛衰，全视阴阳之衰旺。下多亡血，亡阴也；悲哀伤气，伤阳也。阴阳两亏，正虚极，何能与邪争？听疟邪往来为日数间止，邪盛则盛，邪衰则衰，邪反为主，正反为客矣。宜助正以祛邪，不可攻邪以损正。倘惟事攻邪，则正愈虚，汗必大出，阴虚阳散而死。用**救衰汤**：人参、黄芪一两，白术二两，炙草一钱，当归五钱，半夏三钱。十剂愈。此补正气，又加半夏消痰，盖疟正藉痰而久居，惟补正消痰，则正自旺，痰自消，痰消正更旺。方妙在半夏，则补非呆补，消非峻消。

虚

一多言伤气，咳嗽吐痰，久则气祛，肺中生热，短气嗜卧，不饮食，骨脊拘急，疼痛发酸，梦遗精滑，潮热出汗，脚膝无力，人谓劳怯，谁知先伤于气乎。伤气，伤肺也。肺伤则金不生水，肾无化源，又何以分余润养脏腑乎？此肺所以生热也。肺热，清肃之令不行，膀胱之不化，脾胃俱失运化之权。土亏金益弱，金弱水益虚，水难养肝，木燥，水不灌心，火炎。木燥侮金，火炎克肺，欲气再旺得乎？气衰则不能摄精，精涸不能收汗，汗出不能生力，故骨脊酸疼，饮食懈怠，欲卧不可得。必先补肺兼补脾胃。盖脾胃，肺母也。用**益肺丹**：人参、白术、当归、山药、芡实三钱，麦冬五钱，北味三分，柴胡、荆芥五分。二十剂诸症愈。或疑损肺者益气，未闻损气者益肺，今何益肺气旺乎？不知伤气，伤肺也。补肺兼补脾胃，虽益肺，实益气也。肺衰则气衰，肺旺则气旺，气衰可不补肺哉？补肺又何能舍脾胃哉。

一失血后不节劳慎色，内热烦渴，目生花见火，耳蛙聒蝉鸣，口舌糜烂，食不知味，鼻孔干燥，呼吸不利，怠隋嗜卧，又不安贴，人谓痨瘵之渐，谁知伤血乎。肝主藏血，失血，肝不藏血也。然肝何以不藏？非大怒动血，必大劳损血。动与损各不同，补养则一。无如酒、色、财、气皆动血之谋，耳、目、口、鼻皆损血之窍。养血无方，补血缺药，失血往往难痊。倘早用平肝止血药，何至濒伤不救。但因失血成损，不急补血，则已损者何以来复，未损者何以不伤。然徒补血，血不骤生，已败之血损其内，情欲损其外，亦必死。盖补血须补气，养血宜益精，使阴阳两资于上下，肝脏之血，已损者能增，未损者能固。用**缓中汤**：当归、白芍、熟地、人参一两，甘草、炒荆芥一钱，山药、麦冬五钱，三七根末三钱，黑姜炭五分。三十剂愈。此气血同补。然补气少，补精血药多。以失血毕竟阴亏，多补阴，少补阳，则阳生阴不至太亢，阴制阳不至太微，自气行血中以生血，即血固于气内以藏血，尚有走失哉？况荆芥引经，三七、姜炭止血，自无不咸宜。

一入房纵欲，不知葆涩，形体瘦削，面色萎黄，足软膝细腿摇，皮聚毛落，不能任劳，难起床席，盗汗淋漓，此因损精也。阴精足者其人寿，然世无精足之人，故肾有补无泻。世无精足，何不尽患病？亦节与不节耳。贪片刻欢，损百年寿，不可悲乎。夫泄精致死，本自速其死，然未致死，医宜救其生。法不外填精。然泄精既多，不特伤肾，且伤脾，脾伤胃亦伤矣。胃为肾关，胃伤关门必闭，补精药安能直入肾宫？是补肾须补胃，脾胃又相表里，故填精药宜合三经同治。用**开胃填精汤**：人参、麦冬、枣皮、茯苓三钱，白术五钱，熟地、巴戟一两，北味一钱，肉蔻一枚。三十剂顿愈。方虽难起死，实可填精，人亦加意用之乎。

一行役劳苦不休，致筋挛不伸，缩不弛，卧床呻吟，身疼痛，肢酸麻，此非痿，实伤筋也。筋属肝，肝衰旺，筋亦如之。损筋，损肝也，补肝可缓乎？然肾生肝，水足肝旺，水虚肝衰，故筋衰补肝，肝衰仍须补肾。然补肾，肝固受益，能禁日取给乎？更补心气，肝木不必生心，肝得肾滋，叶条达，筋自润矣。用**养筋汤**：白芍、熟地、麦冬一两，炒枣仁、巴戟三钱。十剂症尽痊。此心肝肾三经同治。凡三经病通治，非独治阳明筋症，在人变通也。

一久立腿酸，立而行房，足必无力，久之面黄体瘦，口臭肢热，盗汗骨蒸，人谓瘵病，谁知起于伤骨乎。骨立全赖骨髓，无髓则骨空，何所恃以立乎。是无髓而伤骨，非伤骨即无髓。然伤骨亦能耗髓，况立行房，骨与髓两伤乎。伤髓即能伤肾，且欲立而不能，况并伤骨，又何能不痛哉。且精足而后髓足，髓涸者，肾水先涸。肾水涸则精少不能化髓，故骨空。欲补骨髓，必先充肾精。用**充髓丹**：熟地、枣皮一两，石斛、沙参五钱，骨皮、牛膝、茯苓三钱，北味一钱。此填补真阴，使水足精满，髓充骨健。倘用冷药补胃，或热药助阳，欲熬津液，必成痨瘵，非医之咎乎。

一过喜大笑不止，至唾干津燥，口舌生疮，渴欲饮水，久之形槁，心头出汗，人谓阴虚火动，谁知阳明火炎乎。心属火，乃阳火，肾属水，乃阴水。阴水得阳火而烁干，阳火须阴水以灌溉。心火非肾水相交，不能止炎上之性，惟是肾水无时不交心。心中无液则心必燥，何心头偏出汗？不知喜主心，心喜极反伤心。盖喜极则心气大开，津不上于唇口，尽越于心头之皮肉，故肾津即化汗，何能上济于廉泉，明是心气截流断塞也。不必补肾水，仍补心气，廉泉穴自通。用**通泉饮**：炒枣仁、麦冬一两，天冬、人参、丹参三钱，柏子仁三钱，北味、甘草、远志一钱，当归五钱。三剂痊愈。此补心气又生津液，何必补肾以通源。

一用心思虑太过，精神恍惚，语言倦怠，忽忽若失，腰脚沉重，肢体困惫，人谓祛成，谁知心劳伤神乎。心藏神，神久安于心者，心血旺也。思虑无穷，劳其心矣。心劳则血沸，沸则血渐耗，耗则神无所养，恍惚无定。但神宜静不宜动，神动心更动，心动血益亏，血亏神愈动，虽肾水资，血不能滋，肝木养，液不能入，寡弱之君，势将出亡，将相辅佐无权，望强健不得，故腰膝肢体沉重困惫。用**定神汤**：人参、黄芪一两，茯神、白术、丹参、生枣仁五钱，当归五钱，远志、丹砂末、柏子仁、甘草一钱，巴戟、山药三钱，白芥子二钱。十剂愈。此脾、胃、肺、肝同治。盖心为孤主，非强臣戴护，神必下堂。今脾、胃、肺、肝同治，则扶助有力，心神自旺，劳伤自愈。

一劳心经营太过，心火沸腾，先夜梦不安，久惊悸健忘，心神憔悴，血不华色，人谓心气弱，谁知心血亏乎。心君宜静不宜动，静则心火不炎，肾水自来相济，若动则肾与心气两不相交。火升水降，莫不相关。盖肾水得心火温则生，肾得烈火熬则竭。过劳火动，烈火非温火，肾畏之不暇，敢升以受火威逼乎？水不升，心愈燥，且自焚，虚损成，不必外邪耗也。五脏损至心而亡，今心先损，不治。然各脏腑不损，心有取给，正有生机，补各脏气，自虚者不虚，损者不损。宜补脾、肾、肺、肝气。用**卫主生气汤**：人参三钱，白术、麦冬、北味、炒枣仁、白芍、玄参一两，白芥子二钱。二剂愈。此五脏兼补药也，然觉独补心。倘补心不补各脏，或补一二脏，不兼补五脏，反偏胜，俱非善法。

一任情房战，初则鼓勇而斗，不易泄精，久则阳物不刚，易于走泄，后频举频泄，欲忍精获欢不得，骨软筋麻，食少畏寒，此肾中水火两损也。久战不泄，命门火旺也。肾中无火水不生，无水火难养。频泄者，水去火亦去矣。过于泄精，乃肾火不能藏也。火不藏，水始泄，交感兴不酣，泄精必不多，正肾火不大动也。火动极，水泄极。泄极火无水养，更易动，易动加易泄，则水火两伤，欲肾不损得乎？必大补肾水，不可遽补火。盖水涸补火，火且炎上，惟补水，水足制火，且水足火自生。用大剂**六味汤**煎服。二月后加桂附补命门火，则水火既济。八味，水中补火，补阳兼补阴。故补火无亢，补水不寒。

痨 瘵

一恣欲伤精，两胫酸痛，腰背拘急，足弱遗精，阴汗萎靡，精神倦怠，饮食减少，耳如听风雨声，人谓传尸痨瘵，谁知伤肾，痨瘵初起乎。夫妇，正也，何至伤肾？怎耐无端图欢，竟至终身害病，倘不知节，便成痨。成痨必失血，因而吐痰咳嗽，夜热盗汗，畏寒畏热，似疟非疟，似饥非饥，似痛非痛，欲食不能，食之不化，如醉如痴，失情失绪，思色降精，见色动意，鬼交梦遗，于是发寒发热，骨髓中生痨虫矣。宜补真阴，开胃气加杀虫。用**救瘵汤**：熟地五钱，白芍、山药、骨皮、麦冬二钱，沙参三钱，北味十粒，白薇、人参五分，白芥子、鳖甲、茯苓一钱。服一年愈。然必断色欲。此补阴居多，加人参以助胃气，则补阴无腻滞之忧，即杀虫亦非毒药，看之似平，配全精良，治初起痨，神效。

又方，伤肾致生痨虫，必先杀虫后补肾。盖虫不去，补精仅供虫用，精旺虫势愈大。与其补中杀虫，不若先杀后补。今方虽杀虫，仍不损阴，且开胃。名**祛祟丹**：鳗鱼一条六两，山药三两，芡实一两。水煮极烂，少加青盐，连汤汁一日服完，不必吃饭，隔七日再食，如是三次，虫尽死。另服**起瘵汤**：人参、白芍、沙参一钱，茯苓、麦冬三钱，北味、生枣仁、枣皮、巴戟二钱，熟地五钱，白芥子五分。服二月精旺，三月愈。二方皆异人传。

一夜卧常惊，或多恐怖，心悬悬不安，气吸吸欲尽，淫梦时作，盗汗日出，食不知味，口内生疮，胸中烦热，无力思眠，唇如朱涂，颧如脂抹，手足心热，液燥津干，人谓肾经痨瘵，谁知肾传心，心初受病乎。心主宁静，邪不可侵，邪侵，神必外越。肾痨生虫，岂虫亦传心？邪犯心尚不救，况虫有形乎。不知虫虽有形，虫之气无形，肾气无日不交心，肾中虫气乌得不上交。肾气交心，心受益；虫气交心，心受损，何必虫入心心始病。法仍治肾，然治肾而虫在，虫气仍在肾，心仍受虫害。故救心必须滋肾，尤须杀虫。用**起瘵至神汤**：熟地、麦冬一两，枣皮、茯苓、山药、鳖甲五钱，芡实、白术三钱，杜仲一钱，百部二钱，肉桂三分。十剂虫死，服一月安，二月愈。此补肾安心，惟鳖甲、百部杀虫。鳖甲引百部入至阴内，妙在补阴不伤髓，虫死肾无异气，心自受益，又有麦冬、茯、术相扶，自安奠宫中，攸宁殿上。

一阴虚火动，夜热如火，五更身凉，汗时有时无，骨髓内炎，饮食渐少，痰如白沫，人谓骨蒸痨瘵，谁知肾水不能制火乎。肾中水火必须两平，有补无泄，断无有余之水火。火有余，水不足也。骨蒸，正火旺水亏。不必泄肾火，但补肾水，则水足制火，肾既不热，骨髓内又何能热哉。用**凉髓丹**：骨皮、丹皮一两，麦冬五钱，金钗石斛三钱，牛膝、茯苓二钱。服一月愈。地骨、丹皮不特补肾水，且凉骨髓与消骨外血。骨中热，骨外安有不热。骨中髓热，必耗骨外血；骨外血热，必烁骨中髓。用二味，髓血两治矣。髓血既无大热，肾中宁浊热哉。况石斛、牛膝补肾真阴，阴旺则阳平，水胜则火退，骨蒸痨瘵又何能成。

一气虚者，气息短促不足以息，迥殊劳役气急促者，赖于言语，饮食无味，体倦，人谓气痨，谁知阳虚下陷乎。夫阳升阴降，阳气主升，何反降。由于内伤元气也。元气藏关元中，上通肺，下通肾，元气不伤，肾中真阳自升肺，肺气始旺，得行清肃，分布脏腑。若元气一伤，不特真阳不能升，且下陷至阴中，致发热。此乃虚热，非实热。实宜泄，虚宜补，故必用甘温以退虚热。然不用升发以提下陷之阳，则阳沉于阴，气不能举，虽补气无益。然不于补中提气，则升提力弱，终难于至阴中轻举之。用**补中益气汤**：参、术、陈皮五钱，芪、归三钱，甘草五分，升麻二分，柴胡三分，贝母一钱。十剂愈。此方乃东垣一生学问全注于此。妙在用升、柴于参、当、芪、术内，一从左旋，升心、肝、肾气；一从右旋，升肺、脾胃、命门气，非仅升上、中二焦气也。阳升阴自降。或疑阳气未必尽陷，反升阴气，干犯阳位，为变非小。不知阳气不陷，未有生病者，阳陷人始病。升阳而阴降，阴亦何能犯阳哉。

一血虚，面无色泽，肌肉焦枯，大肠干燥，怔忡健忘，饮食少思，羸弱不堪，夜热无汗，人谓血痨，谁知肝燥生火乎。肝属木，木中火盛每自焚。然肝生火，由于肾水不足，木无水润，则木亦为火。非失血吐于外，即耗血燥于内，肝燥肝火生。夫木中有水，则肝生心，木中有火，肝焚心。故火在心中，可取给于肝，火在肝中，不可取给于心者，以肝自顾不暇耳。宜先补肾水。用**滋肝饮**：玄参、白芍一两，丹皮、沙参、当归、麦冬五钱，甘菊、茯苓三钱。三十剂尽愈。此补肾滋肝，肝得水滋，则肝火不发，何致自焚成痨哉。

一贪饮致成酒积，脾气损伤、五更作泄，久之淹淹忽忽，饮食少思，多呕吐，盗汗淋漓，人谓酒痨，谁知脾肾亏乎。酒从胃入，宜伤胃，不知酒虽入胃，受之者脾。脾，湿土，最恶湿，酒性正湿，乃移于肾，肾虽水脏，藏精不藏湿，酒气熏蒸，肾受酒毒，乃传脾，脾又不能受，遂传大肠而出。大肠又恶酒湿，不肯久留而遄发。饮酒既多，下泄必甚，下多亡阴，安得不病？宜先戒酒，后解酒毒，仍健脾益肾，救火土之衰。用**消酒散**：白术、枣皮、苡仁一两，葛花二钱，肉桂三分，茯苓三钱。三十剂愈。此脾肾两补，分解酒湿。但酒性大热，宜先解热，何但治湿，且用肉桂助热？不知湿不行，由命门火衰。真火衰，邪火自盛，真火盛，邪火自衰，邪火衰，邪水自流，邪水流，邪火益散。

一小儿多食水果肥甘成疳，身黄瘦，毛竖肤焦，形如猴，状如刺蝟，人谓儿痨，谁知脾胃虚乎。小儿纯阳，不宜虚寒。然先天肾无亏，后天脾胃断无损。多食果物肥甘，正伤伤脾胃。脾胃一伤，脏腑之气不能行运，后仍食果物肥甘，欲不成疳，得乎？宜补脾胃，调饮食伤，随手自效。若用胆草、芦荟、黄连、胡连泄火，半夏、枳壳、槟、朴降痰，山楂、麦芽逐食，栀子、楝皮杀虫，反损真元，无异下石。用**六君子加减**：人参二钱，苓、术、黄芪三钱，甘草三分，附子一分，神曲五分。十剂必愈。此补脾胃气。病原伤脾胃，脾胃一转，后天无损，先天自可接续，故痨瘵易愈。［批］用秦屎甲三四个，焙末，同米煮粥食，愈。审是食疳后用前方调理，如虫疳，用椒梅理中汤调理。此疳中第一方也。文守江。

梦　遗

一用心过度，心动不宁致梦遗，口渴舌干，面红颧赤，目闭即遗，夜或数次，疲倦困顿，人谓肾虚，谁知心虚乎。心喜静不喜劳，过劳则心动，火起上炎，火炎，心气不下交肾，肾之关门大开矣。劳心非劳肾，何肾虚之速如此？盖肾必得心气相通，肾气始藏，精不泄。今心动甚，是心不能摄肾，精焉得不走。然心动精泄，心未尝不恶肾之不藏，心力不暇摄肾，肾未尝不恶心之不摄，欺心不暇察，故乘假寐而外泄。用**静心汤**：人参、当归三钱，白术、茯神、麦冬五钱，炒枣仁、山药，芡实一两，甘草五分，北味十粒。十剂不发。此补心气虚，不泄心火。盖火动由于过劳，是火亦虚，火实宜泄，虚宜补。世认实火误矣。

一恣欲不厌，致梦遗不止，腰脚痿软，骨肉酸疼，夜热汗不干，人谓肾火作祟，谁知肾水涸乎。肾中水火两平，久战不泄，况安卧帷中，吾身不动乎，是梦遗实水火不得其平耳。夫火衰水旺、火盛水衰俱令遗，较之火衰遗者轻，火盛遗者重。轻者略补火即痊，重者非大补水不愈。盖火易接续，水难滋益。或疑久战不泄，乃肾火操权，梦中不战而遗，得毋火衰乎？不知火有权，因水有力，火得水能久战，失水不能久战，梦遗未有不梦御女善战者，非无水不能战之明验乎。法不必泄火，补水制火可也。用**旺水汤**：熟地、山药、芡实一两，沙参、茯苓五钱，北味一钱，骨皮三钱。此纯补精药，绝不用涩，以愈涩愈遗也。补精水足制火，火不动，精自止。今更用通利药，以梦遗精窍开，由于尿窍闭，火闭其尿窍，水走其精窍矣，通尿窍正闭精窍也。用涩药则精窍未必闭，尿窍反闭。

阴阳脱

一久战，乐极情浓，大泄不止，精脱继血，气喘而卧，人谓阳脱，谁知阴脱乎。世谓男脱精为阳脱，女脱精为阴脱，不知男女俱有阴阳脱。夫脱症俱宜治阳。盖精脱，精已尽亡，是无阴，只存阳气耳，惟急救阳，使阳生阴。苟阳气一散，不救。况阴迟阳速，徒补阴迂缓，何济于事，故必救阳为先。倘执补阴之说，脱症阴已绝根，又从何处补起？是补阳可续阴，补阴难引阳。然精尽继血，似血亦宜止。然止血不外涩药，内已无阴，何能闭塞？不若补气之剂，以助阳旺，阴自能生，阳引而阴，阴亦易援。阴得阳而生阴，血得气而生血，阴阳交济，气血交通，自精生血闭。用**续阴救绝汤**：人参二两，白术三两，附子一钱，巴戟一两。四剂可不死。此补阳气圣药。人参回接续于无何有之乡，白术利腰脐气，附子追散失之元阳，尤妙巴戟补心肾阴，仍是补阳药，则阳回阴亦回矣。徒用术、附、巴戟，亦可夺命于须臾，然无参为君主，则附子之热无以驾驭，恐阳旺阴衰，然能以补阴药接续，亦不致偏胜。

一妇尽情浪战，致虚火沸腾，阴精下脱，死而复生，头目昏晕，止存游气，人谓阴脱，谁知阳脱乎。女子主静不主动，最难泄精，以满身纯阴，只存阳气耳。男子成仙者，采女子之阳为仙母，然采者多，得者少，是女子之阳最不易泄。凡女子泄精，必自动极始漏泄，漏泄时乐有不可言者，正泄阳气也。阳气泄，将一身骨髓真阳，尽由胞胎之管喷出，亦只泄气非泄精。但火动极则肝气大开，血不藏矣，血不藏，精亦不能固，肾中真阴亦随俱泄，此时女子亦动极不能自止，故愈动愈泄，愈泄愈动，至精尽一笑而亡。然死而复生者，阳脱未绝耳，可不急救阴乎。但救阴不能回阳，必仍救阳。用**回阳救阴丹**：参、芪三两，当归一两，茯神五钱，生枣仁三钱，北味一钱。二剂后，又加熟地一两，枣皮五钱，服一月复旧。先用参以回阳于一时，再用地、枣善后。盖参能救脱回阳，不能救涸填阴。先补阳后补阴，已脱之精生，未脱之气长，庶免阳旺阴消。

淋

一小便流白浊如米泔，如屋漏水，或痛如刀割，或涩如针刺，溺溲短少，大便后急，人谓白淋，谁知膀胱壅乎。此证多因入房不得畅泄，精临泄时，必由腰肾上趋，夹脊透泥丸，下喉咙，百节骨髓同趋阴器出。倘少遏抑，精即止，中途欲还故宫不可得，不得已走膀胱，随溺泄。膀胱化水不化精，且与肾相表里，尤不肯将肾精外泄，故口闭塞，精不得出。膀胱因精在外，不敢化水，水不行，水炽矣，于是熬干水液，精变为浊，遂下润于膀胱，膀胱仍不受，乃自流阴器出。宜泄膀胱火，佐之利水，则火随水流，精随火散。用**散精汤**：白术、刘寄奴一两，前子五钱，黄柏五分。一剂愈。此用白术利腰脐气，车前利水，黄柏泄膀胱火，尤妙刘寄奴分清浊，性速无留滞之虞。

一小便流赤浊，似血非血，似溺非溺，管中疼痛，人谓血淋，谁知气虚血壅乎。气旺血行，气衰血闭，今气衰，何血壅？盖气虚人，多不能忍精而战，不能忍必欲忍，则精塞水窍，气衰不能推送以出水窍，外积而内败，化脓血。精化血，无所归，仍流膀胱，膀胱不能化血，随其自流，相火又作祟，故疼痛。但精化血必不多，何以日流不止？不知精既化血，血以引精，何所底止。宜急止血。然止血必补气，盖气能化血也。用**断血汤**：黄芪一两，当归五钱，三七根末、茯苓、丹皮三钱。二剂愈。方用黄芪补气，当归补血，气血旺，不难推送败浊。况所化精血久出，所流仍旧血，非败血。今用补气药，新血生，旧血自止，况三七根又善止血。更妙在丹皮清血中火，茯苓分水中血，自清浊不混，壅血疏通。世每以湿热治，何哉。

一春夏或风雨侵肤，暑气逼体，上热下湿交蒸，郁闷成淋，绝无惊惧忍精之过，此肾火虚感湿热也。肾寒，火不足以卫身，外邪乘肾虚直入，幸肾水并力外护，不深入，客于肾外。肾与膀胱相表里，肾外廓，膀胱也。湿热入膀胱，代肾火以行气化之令，然膀胱必得肾正气，始能化湿热邪气，故热不化水，热且助火而为淋急。宜逐膀胱湿热以清化源。然湿热虽去，肾气弱，终不能通气于膀胱愈淋症，且有变症，必于利湿热更益肾气。用**通肾祛邪散**：白术一两，茯苓、苡仁五钱，瞿麦、扁蓄一钱，肉桂三分，前子三钱。此解湿热又不损肾气，故肾气反通转，分解湿热。淋愈肾受益，有何变生。

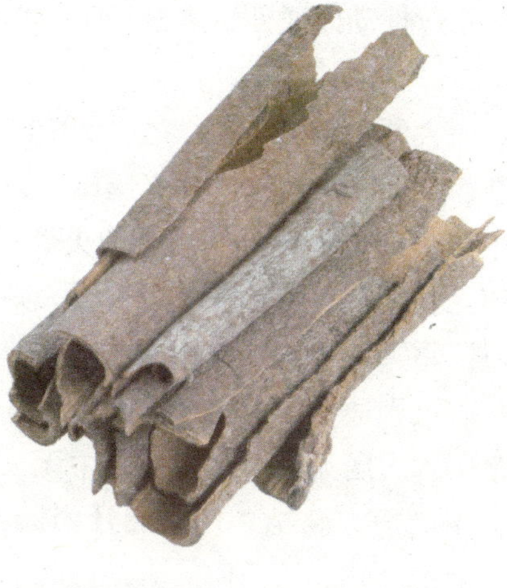

卷 九

大便闭结

一大便闭结，口干舌燥，咽喉肿痛，头目昏晕，面红烦躁，人谓火盛闭结，谁知肾水涸乎。肾为肺子，大肠亦金，与肺表里，均生水。然金得清气则生水，得浊气不独不生水，反欲得水以相养。大肠得气之浊，无水则不能润。然大肠开阖，固肾水润，亦肾火生也。然肾火必得肾水以相济，得肾水，大肠洞开，无肾水则大肠固结，故肾虚而大肠不通，不可徒泄大肠，愈损真阴。此证老人最多，正以阳旺阴衰，火有余，水不足耳。法但补肾水，水足济火，大肠自润。用**濡肠饮**：熟地二两，当归、苁蓉一两。空心服，数剂自通。用熟地补肾，当归生血润肠，苁蓉性动以通便，妙是补阴非亡阴，老人尤宜，少年肾虚亦利。

一大便闭结，小腹作痛，胸中嗳气，畏寒冷，喜饮热汤，人谓火衰闭结，谁知肾火微乎。夫大肠属金，金宜畏火，何无火金反闭耶？不知金中有火则金不死，然顽金须火煅，故大肠必得火始能开阖。大肠者，传道之官，有火则转输无碍，无火则阴幽之气闭塞其输挽之途，如大溪巨壑，霜雪堆积，结成冰冻，坚厚莫开，倘得太阳一照，立时消化，非大肠有火则通，无火则闭之明验乎。然火在大肠，大肠有火热之虞，火在肾中，大肠无大寒之俱。肾中无火，则大肠何以传化水谷。法须补肾火，不必通大肠结。用**温肠开闭汤**：巴戟、白术、熟地一两，枣皮五钱，附子二钱。水煎服。方用巴戟、熟地、枣皮补肾，妙在至阴中仍有至阳之气，又妙在白术利腰脐，附子直通其肾，迅达膀胱，则火气熏蒸，阳回黍谷，雪消冰解，何有固结。

一大便闭结，烦操不安，口渴舌裂，目赤，突汗出不止，人谓火盛，谁知胃火沸腾乎。夫阳明胃火一发，必至烁干肾水，大便不通，正其验也。似宜急息其火，然火性炎上，杯水安能救之，必致火烈难犯，必得滂沱大雨，倾盆倒瓮，淋漓洗濯，则烛天燎原庶几尽息。用**竹叶石膏汤**：石膏、麦冬一两，知母三钱，甘草一钱，茯苓二钱，人参五钱，竹叶一百片，黏米一撮。二剂便通，改用**清肃汤**：玄参一两，麦冬五钱，白芥子、甘菊、丹皮二钱，竹叶三十片，生地三钱，陈皮五分。十剂，永无闭结。前用白虎，以火势太盛，不得已也。但石膏辛散，性猛烈，频用多用，损耗真阴，真阴一耗，则前火虽消，后火又起，况火有余，水之不足。与其泄火以损其阴，何若补水以制阳，故后汤补水以息阳火之余焰。

小便不通

一小便点滴莫出，又急闷欲死，烦躁，口渴索饮，饮后愈急，人谓小肠热极，谁知心火亢极乎。夫心与小肠为表里，心热小肠亦热，小肠热极而癃闭，热在心而癃闭也。虽然，心火炎上，小肠在下，何能受热即移热于小肠，热宜不甚，何癃闭如此？不知小肠开阖，全责心肾以通之，今心火亢热，则清气不交于小肠，惟烈火之相逼，小肠有阳无阴，何能传化？小肠不能传化，膀胱又何肯代小肠以传化。况心肾之气既不入于小肠，亦何能入于膀胱，以传化水谷哉，此膀胱所以紧闭不可泄也。法宜泄心火兼利膀胱，则心肾之气通，小便亦通。用**凉心利水汤**：麦冬一两，茯神五钱，莲子心一钱，前子三钱。二剂，水如注，四剂痊愈。此补心即凉心也，心无太亢，小肠又宁有大干。况有渗味通水，则心气自交肾，肾交膀胱，气化易于出水，尚有不通之苦哉。

一小便不通，睛突出，腹胀如鼓，膝以上坚硬，皮欲裂，饮食且不下，独口不渴，服甘淡渗泄药不效，人谓阳盛极，谁知阴亏极乎。夫阴阳互为其根，甘淡渗泄皆阳药，病在无阴，用阳药宜乎？阴得阳生，然无阴者，无阴中之至阴也，必得阳中至阳而后化。小便闭，膀胱病也。膀胱为津液之府，必气化乃能出。是气即阳中至阳也，原藏至阴中，至阳无至阴之气，则孤阳无阴，何以化水。补至阴，阳自化也。用**纯阴化阳汤**：熟地一两，玄参三两，肉桂二分，前子三钱。一剂，小便如泉，再剂如失。此方胜滋肾丸，以知、柏苦寒，不若此方用微寒以化水。论者谓病危急，不宜用补以通肾，且熟地湿滞，增其闭涩。谁知肾有补无泄，用知、柏泄肾，不虚虚乎。何若用熟地纯阴，又得玄参，既能生阴，又降火，攻补兼施，至阳得之，不啻如鱼得水，化亢炎为清凉，安得不崩决而出哉。或谓既用玄参、熟地滋阴，则至阳可化，何又用肉桂、车前？然药是纯阴，必得至阳之品引入至阳，又有引水之味，同群共济，所以既入阳中，又能出于阳外。况肉桂止用气以入阳，不用味以助阳，实有妙用。

内　伤

一多食肥甘，积胸中，久不化，少遇风邪便觉气塞不通，人谓伤风外感，谁知伤食因而外感乎。凡胃强则土生金，肺气必旺，外邪不能从皮毛而深入，惟胃虚则肺亦虚，邪始乘虚而袭。然则胃可不强乎？胃必假饮食之助，惟是胃气开，食易消，胃气闭，食难化。食消胃强，难化则胃弱。人多食本欲助胃，谁知反损胃乎。胃气一虚，必肺虚，皮毛不能卫外，无怪风寒易袭也。法乌可独治外感？用**护内汤**：白术、茯苓三钱，麦芽、甘草、柴胡、半夏一钱，山楂五粒，枳壳三分，神曲八分，肉桂二分。二剂愈。此消食神剂，又逐外邪，不伤胃气，真治内伤感邪之良法。

一饥饱劳役损津液，口渴舌干，又感风邪，头痛发热，人谓外感，谁知内伤于阴乎。夫人血足，津液自润，是津液乃血所化，伤血，津液自少，血少，皮肤无养，毛窍空虚，风易入。然风入皮肤，不能骤进经络，以阴虚阳未衰也。阳与邪战而发热，故头痛。法不必补阳，但补阴血，少佐祛风，则阴阳和，既无偏胜，邪何能久留？用**养阴辟邪丹**：当归、白芍五钱，柴胡、甘草、花粉一钱，荆子五分，茯苓、川芎三钱。一剂邪解，二剂愈。原因津亏而邪入，此方补血养阴，津自生，邪自出。况川芎、蔓荆能祛头风，柴胡、炙草更擅解纷，花粉、茯苓消痰利湿，引邪从膀胱出。阴虚感邪，莫良此方。倘用攻于补阳之中，则阳旺阴消，邪转炽矣。

一饥饱劳役又感寒，致腹痛，畏寒身热，人谓外感，谁知阳气内伤乎。凡人阳壮，犯寒无伤，惟饥饱损脾胃，劳役困形骸，则脏腑经络无非虚冷，此邪所以易入。虽有外邪，俱作正虚治。况腹痛畏寒，尤虚冷之验，外热内寒，又何疑乎。用**加味六君子汤**：人参、肉桂、甘草、柴胡一钱，半夏、陈皮五分，茯苓三钱，白术五钱。一剂痛止热解。方用六君助阳，加柴胡祛邪，肉桂荡寒。倘疑身热为外邪盛，纯用祛风利湿，损伤阳气，不啻下石矣。

一怀抱素郁，忽感风寒，身热咳嗽，吐痰不已，人谓外感，谁知肝气不舒乎。肝木喜条达，忧郁则肝气涩，正喜外风吹散，内郁可舒。无如内郁生火，风火相合，热乃炽。故感风寒，所以作热以肆风火之威，肝反凌肺，肺不甘，两相战斗，肺惧火刑，呼救肾子，咳嗽生矣。肺为火刑，胃来援，津液上升，又为肝中风火所耗，变为痰涎。法宜急散肝风，然风散火存，火犹引风，非救本之道也。宜舒肝郁，则火息，风尤易散。用**逍遥散加味**治：柴胡、半夏、甘草、白术、炒栀子一钱，当归、白芍三钱，陈皮五分，茯苓二钱。三剂愈。此方解郁祛风，郁解风自难留。加半夏消痰，栀子退火，更能相助为理，故奏功如响。

一尽情喜笑，遂至感寒，畏风，口干舌苦，人谓外感，谁知内伤心包乎。心包，膻中也，臣使之官，喜乐出焉。宜喜宜乐，何至相伤？大笑不止，则津于液燥在所不免。心包护心，心包干燥，必盗心气以自肥，则心气虚无，邪易入矣。法宜急补心，心旺，心包亦旺。盖国富家自不贫，自协力御外，何至四郊多垒。用**卫心汤**：人参二钱，白术五钱，茯苓三钱，甘草、菖蒲、苏叶、半夏、桔梗、丹参一钱。三剂愈。此心与膻中均补，不可分治。况原因乐而得忧，因喜而得愁者乎，故邪易散。

一终日思虑，复加忧愁，面黄体瘦，感冒风邪，人谓外感，谁知内伤脾肾乎。夫后天脾胃、先天肾，最不宜病，然最易病者。天下无不思不愁之人，过于思虑则胃气不升，脾气不降，食积不化，何能生津液以灌五脏。甚矣！思虑伤人，忧愁更甚。思伤脾，忧伤肾，肾伤则水不滋肝，肝无水养，仍克脾胃。忧思相合，脾肾两伤，外邪尤易深入，欺先后天虚也。二天皆虚，元气弱，为何如？法可散邪不扶正哉。用**脾肾两益丹**：人参、白术、巴戟一两，茯苓五钱，柴胡、甘草一钱，肉桂五分，枣皮三钱。二剂风散，十剂痊愈。方补土有补水，补水有散邪，有益无伤，实神方也。

一动多气恼，遂至感触风邪，身热胸胁胀，人谓外感，谁知肝经内伤。肝性急，气恼则肝叶开张，气愈急。急则气不能顺而逆作，逆则气不舒而胀生，气既不舒，血亦不畅，气既不顺，血亦不能藏。木郁欲泄，木乃生火，火郁欲宣，火乃生风，内外风动，内外火焚，风邪易入。外风外火不可徒祛于外也。用**风火两消汤**：白芍一两，炒栀子三钱，柴胡、花粉、前子二钱，甘草一钱，丹皮五钱。二剂愈。此方治肝经之内火、内风。然外火、外风亦可兼治。倘不用白芍为君，单用柴、栀，虽风火亦能两平，肝中气血虚未能骤补，风火散后，肝木仍燥，怒气终不能解，何如多加白芍，既能补肝，又能泄风泄火之两得。

疝　气

一感寒湿，睾丸作痛，遇冷即发，痛难忍，人谓湿气入睾丸，谁知湿入肾经乎。湿侵肾宜病腰，何以痛睾丸？不知睾丸属肾，肾气不至睾丸，则外势不振。所以不至睾丸者，以肾得湿则寒，寒在肾，即寒在睾丸。肾热则气通于睾丸，外肾寒则气结于腰肾中，如是肾气不通，宜睾丸不应，何肾寒而睾丸作痛？不知疝气虽成于肾寒，亦成于睾丸湿乎。当泄精后久坐寒湿，内外两感，睾丸独受。法宜温肾寒，消睾丸之湿，病如扫。用**救丸汤**：肉桂二钱，白术二两，茯苓、苡仁一两，橘核一钱。三剂痛除，十剂不发。此少阴肾病，肾中寒极，肾气不通，肾中湿重，肾气更滞，去其寒湿，肾气自行于睾丸内。况肉桂、橘核尤入睾丸，自手到功成。

一睾丸痛，气上冲肝，两胁胀满，按之益疼，人谓阴寒在腹，谁知厥阴气受寒乎。盖睾丸不独通肾，且通肝。阴器，宗筋之聚也。筋属肝，睾丸非筋，何亦通肝？不知睾丸可升可降，膜联阴器，故肝病筋亦病，筋病睾丸亦病。或谓睾丸通肝，肝病亦与睾丸相关，今睾丸痛，上冲于肝，又以睾丸克肝，恐睾丸非肝所属。不知睾丸痛上冲肝，正显同气也。气同病亦同，非睾丸冲肝，实肝气冲睾丸。用**引丸汤**：白芍二两，小茴三钱，橘核、柴胡一钱，沙参五钱。四剂痊愈。此方平肝，肝气不冲睾丸，又小茴、橘核、沙参散邪，则两丸安奠。

奔 豚

一感寒，如一裹气从心下直奔阴囊，名奔豚，言如豕奔突，势骤莫遏，痛难忍，人谓外寒，谁知心包、命门火衰乎。夫二火，一在心，一在肾，上下相通，寒邪莫犯。二经火衰，寒邪得中。然寒气入内，宜先犯心，何反下趋肾囊？盖肾虚寒，脾又湿，寒湿同气相亲，故急趋而下甚便。此症如风雨来，每不及防，似疝非疝耳。不可作疝治，补心肾，温命门、心包火，去脾湿自愈。用**安豚丹**：参、术、巴戟五钱，肉桂、志肉、甘草一钱，山药一两，蛇床子、茯苓三钱，附子五分。三剂愈。方先补心肾，后用附、桂热药，始足驾驭其猛烈，转易祛除。然邪急药猛，急以治急，未免太刚，加甘草，缓急相济。

阴 痿

一交感忽阴痿，百计不振，人谓命门火衰，谁知心气不足乎。凡房战能久，乃命门火充。阴痿自是命门火衰，何谓心气不足？不知心火动，肾火随之。苟心火衰，命门火何能振？故能久战否，必心中摇摇，只兴一时，不能久战。故治阴痿，必上补心，下补肾，心肾两旺后，补命门火。用**起阴汤**：人参、黄芪五钱，白术、巴戟、熟地一两，北味一钱，肉桂、志肉、柏子仁一钱，枣皮三钱。八剂阳旺，苟服三月，如另换一人。方妙大补心肾，不甚温命门火，火气自旺，世不识补心以生火，则心衰，虚火焚心，不补肾以生火，则水亏火旺损肾，反烧干阴血，必致阳旺阴虚不可救。吾道原有救阳之方，惟恐持为愉愉，故先圣不言，无如绅士求方士金石之方，反致杀人，故偶论阴痿，并传此方。与其修合金石以致丧亡，不若此方为得。

痰　证

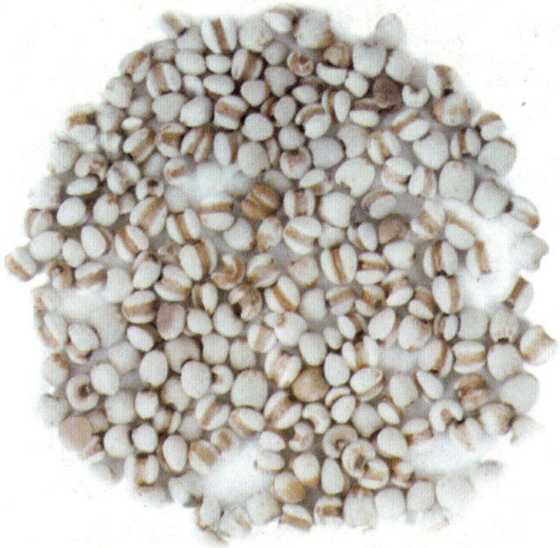

一肠胃间沥沥有声，饮水更甚，吐痰如涌，人谓痰饮之病，谁知胃气虚乎。夫胃，水谷之海，游溢精气，上输脾肺，下输膀胱，水精四布，倘胃虚，仅消谷不能消水，水入胃，下流于肠，故沥沥有声。初犹不觉，久而水之精华变为混浊，遂成痰饮而上涌矣。然痰由于胃虚，痰之成由于水盛。治痰不必先消水，消水必先健胃。但胃衰由于心包弱，胃非心包火不生，补胃须补心包火。用**散痰汤**：白术三钱，茯苓、苡仁、山药五钱，肉桂、陈皮五分，半夏、人参一钱。即二陈之变也。二陈助胃消痰，未若此方助心包以健胃。又妙在肉桂不特助心包火，且引苓、术直入膀胱，分消水湿，苡仁、山药又燥脾，以泄下流之水，有不愈哉。

一少气身重，日吐清水清痰，人谓水在脾，谁知脾气寒乎。脾为湿土，最恶水喜火。火衰则水旺，水衰则火旺。而脾无火则为寒土，土寒则水不能化于土中，土且冻于水内，即有微火，仅化水不能化津，但变痰不能变液。且火衰止可化上焦水，不能解下焦冻，此清痰、清水所以上吐不下行也。水不行则湿流，四体乃重。必须取水消痰以燥脾土。然徒利徒消，究亦无益。盖脾衰由于肾火弱，不补肾火，则釜底无火，无以长生，是必补脾又必补肾火，而土自燥，土燥湿自除。用**燥土汤**：茯苓、白术一两，肉桂、半夏二钱，人参三钱，故纸、益智仁一钱，山药、芡实五钱，砂仁三粒。此方燥脾七，燥肾三，似重补脾，轻补肾。不知脾喜燥，肾恶燥，使燥肾太多，则肾先损，何以益脾，惟此则肾无过燥之虞，脾转受燥之乐，此用药之妙也。

一水泛为痰，涎如清水，入水即化，人谓肾中痰，谁知肾寒精变为痰乎。心肝脾肺痰，可于补中用攻，独治肾痰须纯补，不可少间攻痰。盖肾痰乃纯阴之水，阴火非阳火不能摄。阳火，水中火也。阴水泛而火微，阳水旺而火伏，大补肾火，痰自降矣。用**八味地黄汤**：熟地、茯苓一两，山药、枣皮五钱，泽泻、丹皮三钱，肉桂二钱，附子一钱。一剂痰消。治肾痰未有胜于此方者。倘执方以概治痰证，又断不可。盖痰非肾泛，则痰为外邪，惟肾水上泛，实效如响。然必茯苓与熟地分两同重，则肾水归源，三焦之湿气尽化，万勿执仲景原方，谓茯苓不可多用，故表之。

一吐痰纯是白沫，咳嗽不已，日轻夜重，人谓肺火痰，谁知肾热火沸为痰乎。此阴虚火动，大约成于痨瘵居多，古谓吐白血也。其痰如蟹涎，不已，必变如绿涕，即痨瘵成，不可救也。然痨瘵吐白沫，是肾绝候也。亦有未成痨瘵，阴火初动，开手成此痰，与痨瘵已成若天壤，何可不救。然一味治痰，不治肾中之阴，不至成痨瘵不止。夫火沸为痰，成于肾火太旺，火旺水乃沸，不知火旺极由于水衰极。肾有补无泄，补水镇阳，不可用泻阳以救阴。倘轻用知、柏，毋论火不息，痰不消，且击动其火，以变痨瘵。法补水逐痰，痰消于乌有。用**定沸汤**：熟地二两，枣皮、麦冬、茯苓、山药、玄参一两，北味二钱，白芥子三钱。二剂，火沸之痰不知去矣，连服十剂，不可见二剂效止服。盖火沸之痰，实本阴虚，非多服补阴之药，则阴不能大长，火不能急散。幸人勿轻弃。

一偶感风，鼻塞咳嗽，吐痰黄稠，人谓痰塞胸膈，法宜吐，谁知风邪闭于肺乎。古有谓用吐而效者，以肺气闭塞，得吐则发越而气可开，谓吐有发越之义也。然必大满大实始可用，如瓜蒂散涌出其痰。若鼻塞咳嗽，吐痰黄浊，非大满大实可比，何必轻用吐法。不宜吐而吐，必损胃气。胃伤肺亦伤，肺胃两伤，旧疾去，新痰复生，吐必一而再，再而三，至三吐，必不可救矣。毋论虚不可吐，即实亦不可轻吐，以吐必须守戒，五脏反复而气未复，一犯戒，变症蜂起。况肺邪闭塞之痰，亦易表散。盖肺闭塞于风邪，非闭塞于痰。散邪肺气通，肺通痰自化，王道平平，吐乃霸道，不可常用，慎勿谓吐神于表散而尽用吐也。用**散痰汤**：桔梗、茯苓三钱，紫苏、半夏二钱，麦冬五钱，黄芩、甘草、陈皮一钱。四剂痊愈。方名散痰，实散肺邪。痰因邪结，邪散痰将安结？痰涎化，肺气无伤，不胜于吐法损脾胃乎。是表散之功足尚也。

一寒气入胃，结成寒痰，日呕吐，人谓寒痰在胃，谁知胃气之虚寒结为痰乎。凡人胃气旺，水谷化为精，原无痰之在胃，惟胃虚，仅消谷不能消水，水积为痰。然胃所以虚者，火衰也。火无火生不能制水，故水不变精而变痰。然胃自寒，水且变痰，况外邪又侵乎。内外寒合，自然痰涎日多，下不化，必上涌而吐，祛寒可缓乎？惟祛胃寒，必补心火，火旺土坚，何痰不化。用**六君子汤加味**治：人参、茯苓三钱，白术五钱，二陈一钱，甘草三分，肉桂二钱。六君补脾胃之圣药。胃病治脾，脾胃相表里，脾健胃更健。肉桂上补心火，下尤补肾火。心火旺而胃温，肾火旺而脾热，脾胃两热，寒痰立消。

一热气入胃，火郁成痰，痰色黄秽，败浊不堪，人谓热痰作祟，谁知胃火未消乎。胃火盛由胃土衰，胃土衰，外热犯之必相宜，何反化为痰？盖胃衰，水不化精以润土，士气大干，必索外水以相救，水多火胜，不能相化，胃郁不伸，胃火亦抟结不发，痰何能消？必变为黄秽败浊矣。然法不必治痰，补胃虚，少加散火抒郁，则胃复强，消痰更易。用**疏土汤**：白术、茯苓五钱，干葛、柴胡、陈皮五分，人参一钱，甘草三分，花粉三钱，竹叶三十片，甘菊二钱。四剂痊愈。此补胃重，泻火轻，以火郁之痰，原未尝大旺。故补胃而火可散，散火郁自解，况加柴胡、干葛，郁开痰豁，必至之势。

一老痰结成黏块，凝滞喉间，咽不下，吐不出，人谓肺气不清，谁知肝气甚郁乎。此必成黄秽色，盖留于膜膈之上也。老人虚人最多，非舒发肝气断难消，然徒舒肝气，不大补肝血，则胁间之燥不能除，膜膈之痰不能化。然肝血，肾所滋也，补肝必须补肾，但补肾不兼消痰，则所输之水适足以资盗粮。用**润燥破痰汤**：白芍一两，香附一钱，青黛五分，花粉、白芥子二钱，玄参五钱，茯苓、山药三钱。四剂老痰尽消。此肝肾两补，既无助燥，又鲜增湿，肝气宣，肝血养，则肝火不聚于胸中，自老痰不凝于胁内。但老痰最难速效，须多服，不可责近功。

卷 十

疠 风

一头面身体见红斑，后渐皮破流水成疮，须眉落，遍身腐烂，人谓大麻风，谁知火毒结成乎。此病南粤多，以地长蛇虫，热毒之气裹住于皮肤，湿蒸之气又遏于肌骨，故内外蕴结不宣，反致由斑而破，由破而腐也，最恶之症，患者亦不幸矣。然他处未尝不有，似非仅感蛇虫。盖毒气何地蠛有？湿乃天地之气，正不可分南北也。曾在燕市见一患者，平生实未南行，可见大麻风随地皆有。法必先解毒。然元气虚者近多，徒泻毒，必损真，但补正又恐引邪入内，要于补中散邪为妙。用**扫疠汤**：苍术、苍耳子三钱，熟地、玄参一两，车前二钱，银花二两，苡仁五钱。二十剂痊愈。此方补肾健脾，又散风、去湿、化毒，攻补兼施，倘纯用寒凉或风药，鲜有奏功。

遗 尿

一遗尿，畏寒喜热，面黄体怯，大便溏，小水必勤，人谓小肠虚，谁知肾虚乎。肾与膀胱相表里，膀胱之开阖，肾实主之。肾气不行于膀胱，则水不能出，是膀胱必得肾气而后出。肾衰，宜膀胱闭也，何肾寒膀胱反不闭乎？不知膀胱奉令于肾，寒则肾失其令耳。肾无令以行于膀胱，膀胱自不约矣。法约磅胱水，不如约肾水，尤不若温肾水而肾水缩。用**温泉饮**：白术、巴戟一两，智仁三钱，肉桂一钱。一剂即止，四剂不再遗。方中肉桂、巴戟温命门火，智仁断膀胱漏，自病与药宜，独白术利腰脐，人未必知。盖遗尿虽肾寒，亦由腰脐之气不通，则水不走小肠，竞走膀胱。通腰脐气，则水迂迴自走小肠。小肠与心为表里，心气能摄，不遗也。且白术又上补心，心虚则水泻，心气旺，水又难泻矣。故同群共济，心气交而泉温，亦心气交而泉缩。

一年老，日夜不必卧而遗尿，较前症更重，此命门寒极不能制水。老人孤阳，宜水衰不宜火微，何至寒极而自遗？盖人有偏阴偏阳之分，阳旺则阴虚火动，阳衰则阴冷水沉。年少过泄其精，水去火又何存。夫火无水制，则火上炎，水无火制，则水下泄。老人寒极而遗，正水中无火耳。但必须于水中补火，以老人火衰水不甚旺。用**八味地黄汤**：熟地、枣皮一两，山药五钱，茯苓二钱，泽泻、丹皮、附、桂一钱。二剂溺止，十剂痊愈。自后每日服一两，不再发。此汤水中补火圣药。水中火旺，肾中阳气自通小肠，下达膀胱，膀胱得肾气开阖，一奉令于肾，何敢自私，听水之自出乎？气化自能出能闭。惟苓、泻最利水，于老人似非甚宜，丹皮清骨中热，遗尿症宜助热不可助寒，故略减分量，以制附、桂。斟酌得宜，愈见此方之妙。但加减奏功，去留寡效。

脱　肛

一大便直肠脱下不收，久则涩痛，人谓肠虚下陷，谁知阳气衰不能升乎。夫脱肛半成于脾泄，泄多则亡阴，阴亡必下坠，坠甚气亦下陷，肠中湿热之污秽，反不能速去以取快，用力虚努，直肠随努而下。迨湿污尽，脱肛症成，欲再收上，竟不可得。法必须升阳，佐之去湿热，然提气不用补，气不易升，补气不润肠，则脱难收。用**提肠汤**：人参、当归、茯苓三钱，黄芪、苡仁五钱，白芍、升麻、槐米一钱。四剂肛入，再四剂，不再脱。方补气升提，则气举上焦，一身滞气自散。润肠则湿热自行，何致邪留肛门使后重。

阳强不倒

一阳强不倒，与女合立泄，泄后随又兴起，人谓命门火，谁知阴衰之极乎。夫阴阳原相平，无阳则阴脱而泄，无阴则阳孤势举，二者皆杀人。较之阴脱骤死，阳孤缓死。似骤死难治，缓死易医。孰知阴脱，其阳不绝，补阳可以摄阴；阳孤，其阴已涸，补阴难以制阳。盖阳生阴甚速，阴接阳甚迟，故脱阴留阳可援，孤阳无阴不救。然阴根于阳，补阳阴可生，安在阳根于阴，补阴即不生阳乎。使有一线之阴，阴必可续，阴续，阴必可生，阴生，则阴日旺，阳日平。用**平阳汤**：玄参三两，枣皮、骨皮、丹皮一两，沙参二两。十二剂愈。方纯补阴，更凉骨中髓。又恐纯阴与阳不入，加枣皮，阴中有阳，引阴入阳，制其太刚，真善于制阳也。倘用知、柏寒凉折之，反激动龙雷之火，恐阴不入阳中，阳反离阴外，有不死哉。

发　斑

一身不发热，胸胁间发红斑，不啻如绛云一片，人谓心火极热，谁知胃火郁极乎。胃火本炎上，何郁滞不宣？盖风寒外束也。然火蕴结胃中，终不能藏，不得出而必欲出，于是外现皮肤发斑。投凉药则拂热性变狂，投热药则助火势增横，似风药和解为得，然火旺者水必衰，不补水竟散火，胃中燥热不得风而愈扬乎。诚于水中散火，则火得水而有制，水佐风而息炎，断不致必汗亡阳成不救。用**消红汤**：干葛、升麻、花粉二钱，玄参、当归、生地、麦冬一两，芍药五钱，甘草一钱。方妙在补阴制火，凉血化斑，但散不寒，但和不战，自郁宣热减，水旺燥除。

一满身发斑，细小密排，时痒痛，人谓肺火盛，谁知肺火郁乎。肺主皮毛，肺气行，皮毛开，肺气郁，皮毛闭。夫所以郁者，以心火刑金，外遇阳风寒，火不能达于皮毛，斑乃现矣。治仍宜泻火。然火郁皮毛，不解表，骤泻火，反遏火气，不达外，转内攻，表必变里症，尤可虑。故必散表佐消火，斑自散。用**散斑汤**：玄参、麦冬五钱，升麻、荆芥二钱，白芷、甘草、黄连一钱，生地一两，花粉三钱。二剂全消。此散多于清，以清火则火愈不宣，散风则风解火息。

火　丹

一身热后其身不凉，遍身俱现红紫，名火丹。人谓热在胸膈，谁知热在皮肤。夫火丹、发斑，热虽同，证各异。盖发斑红白间，火丹一身尽红。发斑，热郁内发外，火丹，热郁外趋内。发久有散机，趋内必深入。故发斑轻，火丹重。法祛水散火，使火外出不内攻。用**消丹饮**：玄参三两，升麻、桔梗二钱，麦冬一两，甘草一钱。不必二剂。玄参散浮游火，麦冬滋肺，升、桔散表于毛窍，甘草调和脏腑、经络，引火外出，故神效。

一赤白游风，往来不定，小儿最多，似发斑，但发斑有一定之根，赤白游风无一定之色，人谓三焦实火，谁知胃火郁热乎。夫胃火不郁，必发汗亡阳，惟火不宣，则热在内不在外。然必由内达外，又不可遽达，于是或发此移彼，或现白改红，竟无定象。治法自宜清热，清热必须凉血。然血寒则凝滞不行，虽血能止火，终难散火，又必须行血以舒热。用**清火消丹汤**：生地一两，丹皮、玄参、赤芍三钱，甘草、花粉一钱，牛膝、荆芥二钱。四剂愈。此方凉血并行血，清火并散火，无大寒，无甚热，郁易开，火易达。

离　魂

一心肾两伤，忽觉己身分为两，人未见，己独见，人谓离魂，谁知心肾不交乎。心不交于肾，梦不安；肾不交于心，神发躁。然此犹心病肾不病，肾病心不病也，故梦虽不安，魂犹恋心中，神虽发躁，魂尚依肾内，魂欲离而不能。惟心肾两亏，则肾精不能交心，心液不能交肾，魂乃离。然藏魂于肝，不藏心肾，心肾亏，肝气未伤，则肝能藏魂，何至离？不知肾，肝母，亏则无不养肝；心，肝子，亏则无液耗肝，肝又伤，肝伤则血燥，血燥则魂不藏，往来心肾，母不生，子不养，魂安得不离。似宜大补肝血，引魂以入，然心肾不补，仍耗肝气，魂必复离。用**摄魂汤**：生枣仁、当归、枣皮、茯神、巴戟五钱，麦冬、熟地、白芍、人参一两，远志、柏子仁、白芥子二钱。数剂不再离。此三经并治，肾水润，肝不燥，肝血旺，心不枯，自然魂定神安，目不歧视。

疰 夏

一夏令便身体昏倦，四肢无力，思睡，脚酸腿软，人谓疰夏之病，谁知肾水乏乎。夏令火炎，流金烁石，全藉肾水，则五脏不至干燥。然四时皆相生，独夏火克金，人至夏常困倦，但不至疰夏之甚。疰夏者非夏天精泄之故，乃冬不藏也。精不藏于冬，火难盛于夏，困乏之形见。然夏令火盛，多伤脾胃，困乏自是胃气弱，脾气衰，与肾水似无干。讵知肾无水，不能分润脾胃，脾胃水干，何能制外火之旺乎。火无水制，土受火刑，则脾胃无津，势难转输手足，四肢无力，精神倦怠。必以健脾开胃为主。脾健胃开，饮食自化，精以生。肾水又得补肾药蒸动脾胃气，水土不相克而相生，何虑疰夏之病哉？方用**胜夏汤**：白术、茯苓、枣皮二钱，陈皮二分，人参五分，北味、神曲三分，熟地五钱，白芥子一钱，山药、芡实三钱，炒枣仁三钱。十剂精神焕发，二十剂身健。轻重多寡，配合入妙，既无阳胜，又无阴衰，醒脾胃气，生心肾津，可久饵效，亦可近图功。

脚 气

一两脚忽红肿发热、两胫俱浮，作痒痛，人谓伤寒，谁知脚气乎。伤寒原有脚气门。脚气感染湿热，先下受，伤寒感风寒，先上受，故伤寒属阳证，脚气属阴证。阳病变阴似难治，阴病变阳似易医，殊不知湿热从下感，宜从下治。若用风药，邪上行反致上犯，以风药多升阳，阳升阴邪一至，犯心即死，非阴变阳之谓也。所以脚气忌用伤寒法。宜下消湿热，身热自解。方用**消跗散**：茯苓、苡仁一两，茵陈、防己、栀子炒、木瓜一钱，泽泻三钱。数剂痊愈。方利小水，使湿热气尽从膀胱下泄，不必又散邪。或疑身发热未必无邪，何但利小便邪即散？夫膀胱，太阳经也。风邪初入，多在膀胱，膀胱大利，邪又何居？况脚气原无风邪，不过膀胱气壅下不行上发热。今治下而下通，上又何不通。上下气通，热自解。一用风药，引阴湿入阳分，反成不治。盖散邪断断不可。

冬月且然，况三季乎。

中 邪

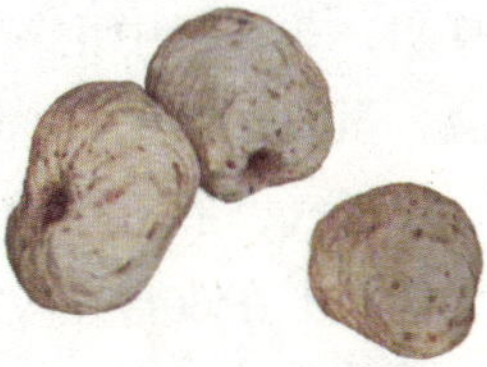

一忽见邪，大骂，自责，口吐顽涎，目上视，此中肝气邪也。夫邪不同，不离五行者，近是。此中木气之邪。木邪亲木，又何疑？然肝气不虚，邪何从入？是邪乃肝气自召也。治邪必须治正，正旺邪难留。然邪旺，一味补正，邪拒不入，亦必败之道也。又须仍佐祛邪，则邪自退。用**逐客汤**：柴胡、白矾二钱，茯苓五钱，半夏、炒栀子、神曲、白术三钱，白芍一两，菖蒲、甘草、枳壳一钱。四剂痊愈。方平肝气泻火，补肝血而化痰。痰火既清，邪又何藏？况半是攻邪之药，木邪既旺，其敢争乎。

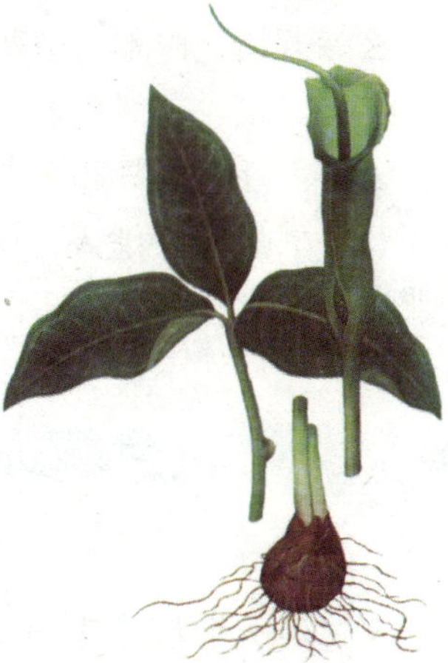

一猝遇邪，忽卧倒，口吐痰涎，不能出声，发狂乱动，面目大红，发或上指，此中心气之邪也。心属火，邪中心，即火邪犯心。心君宁静，邪犯立死，断不使邪附于身，发狂乱动，时日多延。不知此火邪犯膻中府，非犯心也。惟膻中非心比，何即不能出声？盖相臣盗执，君胆膻，紧闭皇宫，何能颁文讨贼，号召勤王？相恐贻害君主，怒气忠勇上现于面，目眥尽裂而又身无寸铁，情激呜咽，发上指，此邪激外祟形也。然相必庸碌，邪乃敢犯，不治膻中虚，惟泄火邪，则正益虚，邪益旺，非治之善也。用**助相祛除汤**：人参五钱，茯苓、生枣仁、半夏、白芥子三钱，远志、黄连、白薇二钱，甘草、枳壳一钱。此助膻中气，兼泄火消痰，邪不敌正而自遁，如朝堂变乱，羽林云集，圣主凭城指挥，相长恃无恐，大呼斩杀，贼犹敢拘执相臣乎。

一猝中邪，眼目昏花，或见妇人小儿 ，目注恋，彼此调笑，遂心魂牵缠，谵语淫乱，低声自语，忽忽如失。此肾气水邪也。邪乘人邪念而入，古云：心正不怕邪。然邪念生，正不衰，邪乌能并。惟正虚又起邪念，是予可入之机也。但肾有补无泄，似人肾气无不虚者。不知此言肾中真阴，非言肾中正气。正气虚，邪火旺；邪火旺，邪气生。所以正气未漓，虽真阴少亏，邪不能入。惟真阴大亏，正气又丧，邪始得凭。法须补肾正气，邪不必治。盖攻肾邪，必损正气。邪不攻，邪又何散？讵知攻肾邪不在攻肾在攻胃，以胃为肾关也。邪在肾关，肾正气不能上通心，故作郑声。捣关门之邪，正救肾也。用**捣关救肾汤**：人参、芡实、玄参五钱，白术、山药、苡仁一两，白芥子、泽泻、半夏三钱，知母、厚朴一钱。三剂痊愈。方妙在治胃邪仍是治肾药。或谓治肾不宜治胃？以胃上肾下，肾邪宜直入矣。何治胃能愈？不知入肾药必先入胃后入于肾，邪虽因肾虚入，但入肾不肯仍安于肾，故泄胃邪即泄肾邪也。今兼治，则二经俱无藏邪之地，故奏功。

中　毒

一服砒霜，疼痛欲死，不急救，必腐肠烂胃，呕紫血死。砒霜乃石，不过经火煅炼，毒何至此？盖生于南岳山，钟南方火毒，又经火气，气大热，又大毒，极酷烈，安得不杀人。性又善走，下喉升降肠胃，往来上下，脱薄皮穿人死。疼痛欲死，正毒攻突也。法必吐出毒。然吐难尽去，必用解毒药。世有用羊血以吐，亦有生者。但初服可救，时久入胃不治。今有**救死丹**，久暂并治：生草三两，瓜蒂七个，玄参二两，地榆五钱。下喉即吐。再煎渣服，又吐。砒善上升又下行，甘草最解毒，得瓜蒂动吐，毒从上出；又得玄参、地榆解大肠火，上下共解。况二味润中解毒，故神效。惟服之不吐者，此肠胃已坏，不治。急救之可耳。倘不及煎药，急将饭锅煎药灌之，免因循失救。

一服断肠草，初胸前隐疼，久之气不通，至腹痛，二便俱闭人死。此即钩吻草，至阴之物，状似黄精，但叶有毛钩二个，最闭气，尤使血不行动，气血闭塞，人死，非肠固能断也。闽广多生，妇女小忿，每偷食，觅死如饴，取不大疼痛也。世有灌羊血得吐则生，亦有不肯吐者不救。不知此草杀人甚缓，不似砒霜酷烈。用**通肠解毒汤**：生草、大黄、金银花一两。一剂泻愈。方用生草、二宝解毒，大黄迅逐通气，毒解气通，何能作祟。

一食鳖腹大痛，每有手足发青死者。鳖无大毒，因有蛇化者，有龟鱼化者。龟鱼所化，俱益人，蛇化最毒。腹下隐有蛇皮状，且色大红，食必杀人。腹大痛，毒攻肠也。手足属脾，毒中脾，现于手足，故发青。仍当解蛇毒。白芷、雄黄末三钱，山楂、丹砂末、枳实一钱，茯苓五钱。二剂愈。白芷、雄黄制蛇药，山楂、丹砂化鱼肉，合用则毒消。加枳实最去积，茯苓尤利水，更易解散。

一食蕈吞菌，胸胀心疼，腹痛肠泄而死。蕈、菌亦芝草，生莎叶朽木间，所谓腐臭出神奇也。然竹根树柯生蕈生菌者，以土之湿热也。必从聚蛇蝎恶虫。土中有虫气必上腾，蕈菌得气湿而不寒，易于发生，较他产更肥，又多毒。用**解菌汤**：生草二两，白芷三钱。服后，用鹅翎扫咽喉，必尽吐愈。或已过胃，引之不吐，必腹疼下泄，可全生。盖生草解毒，白芷制蛇相助，成功至易。

一食牛犬肉心痛，欲吐不能，欲泄不可。此毒结心胃，不升不降也。牛犬肉本补精血，此必牛犬有病，将死时又加束缚，激动怒气，毒结皮肤心肝，人食成病，甚至暴亡。法宜消肉食，佐以解毒，则胀闷宽，不死。用**消肉化毒丹**：山楂、神曲、雷丸、大黄三钱，枳壳、厚朴一钱。一剂大下，肉尽出。此下逐神方。倘可上涌用吐法，不用下法。倘吐不效，急服此方。

肠 鸣

一肠自鸣，终日不已，嗳气吞酸不休。人谓脾气虚，谁知肝气之旺乎。肝不郁则脾舒自化，水谷之精下传二肠，肠亦安然输挽，顺流而下，何有不平之鸣？惟肝木克脾，则土气不伸，肠乃鸣。肠鸣乃土气动，非金水动也。坤道主静，坤中有风，震动之声出，如雷霆之轰，天崩轴，非明验乎？故不必治肠，但治脾土。亦不专治脾，但治肝木，肝木风静，土气自静。用**安土汤**：白芍、甘草一两，柴胡、炮姜一钱，茯苓三钱，苍术、神曲二钱。二剂全止。此肝脾同治法。肝正脾得养，脾安肠自通。不止鸣，鸣自止。妙在多行肝郁，故特神。

一饥后肠鸣，按之少止，人谓大肠虚，谁知胃气虚乎。肠鸣自宜肠虚，何属胃虚？盖胃气，肠气也。足阳明，胃；手阳明，大肠。故胃燥，大肠亦燥；胃虚，大肠亦虚。大肠糟粕必由胃入大肠，气虚必得胃气来援。今胃虚，仅可自顾，安能分布大肠？此大肠匮乏，求济于同经之胃而频鸣。法须助胃气，胃强肠实，何致空虚作鸣。用**实肠汤**：黄芪、白术一两，茯苓、山药五钱，甘草、神曲、北味一钱，肉果一枚。一剂止，四剂不发。此大补胃气，绝不实大肠。然大肠自实，鸣自止，名实肠汤何不可？

一肠中作水声，如囊裹浆状，此水畜大肠也。大肠之开阖，肾操其权。肾权者，肾火也。大肠寒热，全视肾火。大肠寒，水注于中不化，故作声。然大肠能容糟粕，不能容水，水入大肠，宜随糟粕出，何反作水声？盖大肠下为直肠，直肠下为魄门，乃肺操政，非肾操政。肺居上游，有无可如何之势。然肺不能禁邪水之入，实能断邪水之出，盖大肠与肺为表里，肺气不下行，大肠之气因而不泄。魄门，正肺门。肺门谨闭，水从何出？所以作裹浆之声。补命门火，兼利水，水从膀胱而化。用**五苓散**：白术、茯苓五钱，猪苓、泽泻一钱，肉桂三钱。一剂膀胱若决江河，二剂声息。五苓利水圣药，多加肉桂，使肾气温和，直走膀胱；水有出路，岂尚流入大肠哉。

喑哑

一渴极饮凉水，忽喑哑不出声，人谓心火亢，谁知肺气困乎。肺主气，气通音亮，气塞音哑。盖肺属金，金实则不鸣耳。但肺最恶心火，火刑金，宜金所畏，金不出声，理也。何得水反闭？不知水来克火，则火必为水所克。金幸水克火，犹恐火刑金。肺气随水下降，金沉水底，何能自鸣？此症乃水抑肺不升，非肺之自败。宣扬肺气，分消水湿，不治喑哑，自鸣。用**发声汤**：枇杷叶五片，贝母二钱，茯苓、玄参五钱，百部、苏叶、甘草一钱，麦冬、双皮三钱。三剂愈。此方宣肺气，则肺气自扬，分消水湿，火势自降。火降水消，金无所畏，肺亦何故而不鸣。

一劳损怯弱，喘嗽不宁，渐喑哑，气息低沉，人谓肺气绝，谁知肾水涸乎。肺，肾母，母病何能乳子？肾水不足，日取给于肺，如是子母两贫，自饥饿不出门，气息奄奄，所谓金破不鸣也。世谓金破宜补土。土，脾胃也。脾胃生金，但补脾胃多阳药，用阳药补土，则阳旺阴愈消，非徒无益，而又害矣。必大补肾水，子富母自不贫。况肺气夜归肾宫，向子贫不探，今子富母必荣幸入室。肺气入肾宫，则将息安宁，何等逸乐。肾且有液以供肺母，则肺金顿生，必气息从容，重施其清肃。用**助音汤**：熟地、麦冬一两，北味、甘草、苏子一钱，天冬、地骨皮二钱，贝母三分，款冬五分，沙参五钱。四剂喘嗽止，二十剂声出。再服二月，断不喑哑。后加人参五分，山药一两，茯苓二钱，服半年如旧。此肺肾两补，故克奏将坏之绩。

瘟　疫

一瘟疫传染，头痛眩晕，胸膈膨胀，口吐黄痰，鼻流浊水，或发红斑，或发如焦黑，或呕涎如红血，或腹大如围箕，或舌烂头大，或脚痛心疼。人谓天灾流行，谁知人召。奇奇怪怪，不可执一，然皆火热毒郁而不宣。火木炎上，拂性则蕴藏腹中，所以火闭作热，热闭成毒，由来久矣。法宜大泄火毒，以泄郁闷之气。第泄火，未免大寒。不先发散，遽用寒凉，火转闭而不达。须于散中用泻，则疫如扫。用**散瘟汤**：荆芥、花粉、麦芽、神曲三钱，石膏、茯苓五钱，玄参一两，生草、陈皮一钱，黄芩二钱。三剂愈。此泄肝胃火，以瘟疫之热多由二经也。妙在荆芥助石膏、黄芩，泄火又散火。火散，热发于外矣；火泄，毒化于内矣。火解毒消，瘟神疫鬼鬼自遁。又方：大黄、荆芥、生草、柴胡、川芎、苍术各一钱，白芷五分。水二碗，煎八分。一剂回春。此较散瘟汤少异，然皆主散火。瘟疫治法，不可拘执，录此以备采择。

又云：偶传瘟疫，眼角忽大肿，身子骤发寒热，喉咙大胀作痛，数日之后，即鼻中出血，口出狂言，见人骂詈，发渴。若饮之水，则又泻痢不止，不过半月，其人即亡。一见眼角发肿，即用七星汤治之，二剂即愈。若至泻痢，此方不可救矣。方另用加味术苓汤救之，痢止则生，否则不救。宁传方以防疫，不可有疫而无方，故磬述之，不敢隐也。二方载后。**七星汤**治传染瘟疫，眼角忽然大肿，身骤发寒热，喉咙大胀作痛，骂詈发渴：玄参、麦冬各一两，天花粉三钱，甘草一钱，荆芥二钱，神曲一钱，桔梗二钱。水煎服。若鼻中出血，加犀角一钱，切不可用升麻代之，宁用黄芩一二钱。**加味术苓汤**，治前证瘟疫，鼻中出血后饮水泻痢：白术五钱，茯苓一两，贯仲一两，甘草二钱，车前子五钱。水煎服。痢止则生，否则不救。

种　子

一交感，女兴浓，男先痿，精射不远，人谓命门之火衰，谁知阳气大虚乎。气旺阳旺，气衰阳衰，此五脏真气，不只命门真气。命门真气乃先天火气，然非五脏后天之气不生。世人戕贼五脏，因而命门火气随五脏真气而消磨，安能助命门火？久战不泄，取女子之欢心以种子，似宜急补五脏阳气。然但补脾胃气，心肝肺气自旺，五脏气旺，命门火欲不旺，得乎。用**助气仙丹**：人参、杜仲五钱，芪、术一两，当归、故纸、山药三钱，茯苓二钱。八剂气大旺，自久战射远，男施女爱。妙在补气不补阴，以病成阳衰，则阴气必旺。又妙不助火，盖气盛火自生。若兼补火，则阳过胜而火炎，复亢烈，反不种子。

一泄精只一二点，人谓肾水之亏，谁知天分薄乎。精少人身必壮，何谓天分薄？不知精少者，则精不能尽射子宫，得天限也。得天之厚者，果如此乎？天予人以薄，医能逆天行道乎？然人苟有迁善之心，医即有种子之法。恃强斗力，过思劳心，多食伤胃，皆耗精。苟安闲息力，淡漠居心，节食养胃，药添精髓。用**生髓育麟丹**：人参、麦冬、苁蓉六两，枣皮、山药十两，熟地、桑椹干子一斤，鹿茸、人胞一对，龟胶、枸杞半斤，龟鳔四两，当归五两，北味三两，柏子仁二两。细末，蜜捣成丸。早晚滚水下五钱。服二月多，阳事亦坚。方填精益髓，又无金石，久服不特种子，兼延年。切勿轻视此方。

一甚健，久战精泄，如热汤浇入子宫，妇人吃惊，反不生育。人谓久战女兴阑，子宫紧闭，精不能入。孰知胎胞居心肾间，喜温不喜寒，精热宜所喜。然过寒则阴凝，过热则阳亢，胎胞俱不纳。交际胎口未有不启者，口即启，安有茹而吐之乎？惟过热，则口欲开而不能，中欲受而不得，必弃于外，享清凉矣。有坐娠数十日而经来者，正受胎复堕，非外因，乃精过热难存养也。似宜泄火，然泄火必伤脾胃，反无生气，何以种玉。但补肾水，水旺火自平。用**平火散**：熟地一两，玄参五钱，麦冬、山药、沙参三钱，生地、丹皮、石斛二钱。十剂，精不过热，交感受胎，且永安。此补阴无大寒，泄火又生阴，无事解氛，自获退炎之益，何必加知、柏苦寒哉。

一泄精，寒气逼人，自难得子，人谓命门火衰，谁知心包火不助乎。盖命门火生于下，必得心包火相合。温和之气充溢骨髓，始于泄精时，无非生气。倘命门有火兴阳，心包无火济水，则命门气散，安能鼓其余火，发扬于精管哉。用**温精毓子丹**：人参、远志、柏子仁、茯神二两，肉桂、北味、肉果一两，菟丝、当归、巴戟、妙枣仁、枣皮、苁蓉、故纸三两，鹿茸一对，黄芪八两，砂仁五钱，白术五两。为末，蜜为丸，日酒送一两。完一料，精温。方温中有补，虽助心包，仍益命门。二火同温，阳春遍体，不能生子，吾不信也。

卷十一

带 门

一下流白物如涕唾不止，自然而下者，甚则臭秽，白带也。夫带病俱是湿病，以带名者，因妇人有带脉不能约束故也。带脉通于任督，任督病带脉亦病。带脉只妇人有之，所以束胞胎之系，妇人无带脉，则难以系胎，故带脉弱胎易堕，损伤带脉，胎必不牢。然带脉损伤，非独跌闪挫气已也。行房过纵送，饮酒出颠狂，虽无疼痛，其中暗耗，则白物自下。故带病师尼、寡妇、嫁女多，处子少。况脾气虚，肝气郁，湿气侵，火气逼，安得不成带下？白带者，湿盛火衰，肝郁脾虚，则脾土受伤，湿土之气下陷，是以脾精不守，不能化为荣血，变白滑物，由阴门直下，欲禁止不得。宜大补脾胃气，少佐舒郁，使风木不闭塞地中，地气自升于天上，脾气健，湿气自消。方用**完带汤**：白术、山药一两，甘草、半夏一钱，前子、苍术三钱，陈皮、荆芥五分，人参二钱，白芍五钱，柴胡六分。六剂痊愈。此脾、胃、肝三经同治，

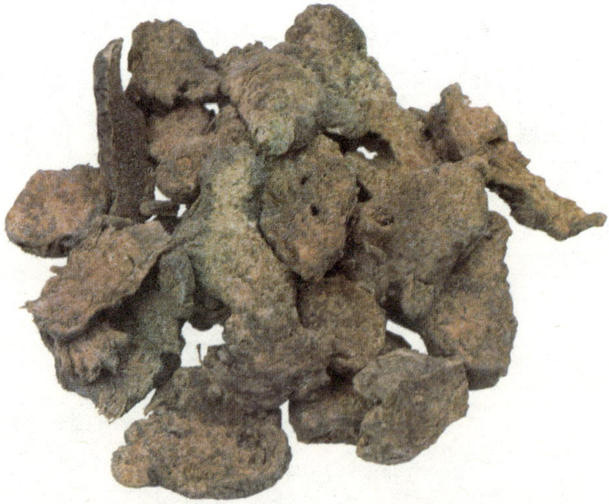

寓补于升，寄消于散。开提肝气，则肝血不燥，何致下克脾土？补益脾土，则脾经不湿，何难分消水气。至补脾兼补胃者，脾胃表里，脾非胃气强，则脾弱不能旺，然补胃正补脾耳。

一带下色红，似血非血，赤带也。赤带亦湿病，湿亦现黄白色，不现黄白现赤者，火热也。火色赤，故带下亦赤。但带脉系腰脐间，近至阴地，不宜有火。岂路通命门，肾火出乎。不知带脉不通肾而通肝，忧思伤脾，又郁怒伤肝，肝火内炽，下克脾土。脾土不能运化，湿热蕴结于带脉，肝火焚烧，肝血不藏，亦渗于带脉内，带脉又因脾气伤，约束无力，湿热随气下陷，同血而俱下。观其形象，似血而非血，其实血与湿俱不能两分。世以赤带属心火，误耳。宜清肝火，扶脾气，赤淋庶可愈。方用**清肝止淋汤**：归、芍、黑豆一两，阿胶、丹皮三钱，生地五钱，牛膝二钱，黄柏、香附一钱，红枣十枚。十剂不发。此补肝血，不利脾湿者，以赤带火重湿轻也。火旺由于血衰，补血足以制火矣。但水与血合成赤带，竟不能辨其是湿非湿，则湿尽化为血矣，故治血可也，何必利湿。方妙在纯治血，少加清火，故独奇。倘利湿，反引火下行，转难遽效。或问：前言助脾土，今何补肝，绝不补脾？不知芍药平肝，肝舒自不克脾，是补肝正所以扶脾，又何必加参、术哉。

血枯门

一妇年未七七先断，人谓血枯，谁知心、肝、脾郁乎。凡血枯必死，此血闭也。且经水乃天一之水，出肾经，至阴精有至阳之气，故色红，似血非血。以经水为血，千古之误。何不名血水？古圣呼经水者，以水出肾经名之也。是经早断，必肾水衰涸，何谓心、肝、脾气郁？盖肾水生，虽不由三经，而肾非肝气相通，肾气不能开。非心气相交，肾气不能上。非脾气相养，肾气不能成。一经郁，则气不入肾，肾气即闭塞不通，况三经同郁乎？肾水足，尚格格难出，况肾气原虚，何以媾精盈满，化经外泄。此经闭似血枯耳。必散三经郁，大补肾，仍补三经气，则精溢经自通。用**溢经汤**：熟地、白术一两，山药、当归五钱，生枣仁、白芍、沙参三钱，丹皮二钱，人参二钱，柴胡、杜仲一钱。八剂经通。一月人健受孕。此心、肝、脾、肾同治，妙在补水以通之，散郁以开之。倘徒补，则郁不开生火；徒散，则气益衰耗精。或用攻坚并辛热之品，无益反害。

血崩

一血崩双目黑暗，昏晕于地，人谓火盛动血，然此乃虚火。世治血崩，每用止涩。然虚火不补，易于冲击，必随止随发，终不能愈。必须补中行止。用**固本止崩汤**：熟地、白术一两，参、芪三钱，当归五钱，黑姜末二钱。十剂不发。倘畏药重减半，必不能止。方妙补血更补气。不但补气且补火，何也？血崩至黑暗昏晕，则血必尽去，仅存气一线耳。若不急补气，则有形血不能速生，无形气必且尽散，故补血先补气。然补气不补血，血不易生。补血不补火，血且凝滞，不能随气速生。况干姜引血归经，补中有收，故并用。

一老妇血崩，目暗昏地，人以为老妇虚极，因不慎房劳之故也，谁知是多言伤气，且不节饮食之故乎。夫老妇原宜节损饮食，复加闭口，始气不伤而神旺。无奈老妇闻喜事而心开称誉，不肯闭舌，未免有不宜言而言者。况原有宿疾，安肯无言，故一发而不可救。夫老妇血衰，因气虚之极而不能生也。况加之多言耗气，又安能助气以生血乎。气益衰而血难长矣。故冲任大开，欲不崩而不可得者，治法必止其血也。谁知血愈止而愈多，以气衰不能摄血耳。方用**助气敛血汤**：白术二两（土炒），黄芪四两（醋炒），三七末三钱。水煎服。一剂血少止，二剂血止，四剂痊愈。此方补气不补血，以气能止血也。加之醋炒芪、术，专以酸能救血也。加之三七者，以其能断血也。然必多服始能愈者，以老妇血亏气衰，不大补何以止其耗散之元阳，使气旺以生血乎。然此方可以暂止老妇之血，不能久旺老妇之气也。另用前方去三七而多加当归，用补血汤朝夕吞服，并行为之得到。

一老妇血崩，症如前，此不慎房帏也。七七天癸绝，宜闭关不战，即战宜草草了事，未必肾火大动。倘如少年浪战，必血室大开，崩决而下。用**当归补血汤加味**：芪、归一两，三七末三钱，桑叶十四片。四剂不发。设再犯色，必重病。补血汤气血双补，三七根止血，桑叶滋阴又收敛。但年老阴精既亏，此方虽神，恐难永远，以补精药尚少。服此后，加白术五钱，熟地一两，山药四钱，麦冬三钱，北五味一钱，服三月断后。

调　经

一经先期来，其经多，人谓血热极，谁知肾中水火旺乎。火旺血热，水旺血多，似勿药有喜。但过于有余，则子宫大热，恐烁干男精。太过损之，既济道也。然火不可任有余，水必不可使不足。宜少清火，不必泄水。用**清经散**：丹皮、白芍、熟地三钱，骨皮五钱，青蒿、茯苓二钱，黄柏五分。二剂自平。清火仍滋水，火泄水不与俱泄，则两益。

一经先期来甚少，人亦谓血热极，谁知肾火旺水虚乎。女子经最难调，不细辨，必鲜效。先期者，火气冲。多寡者，水气验。前来多，火有余。此来少，水不足。倘俱谓有余，泄火不补水，或水火两泄，必加病。法不必泄火，但补水，水足火自消。用**两地汤**：玄参、生地一两，白芍、麦冬五钱，阿胶、骨皮三钱。四剂经调。骨中热，由肾宫热，地骨、生地俱凉骨中热，则肾气自寒，又不损胃气。况药纯补水，水盛火安，得不平。

一经后期来甚多，人谓血虚，不知非也。盖后期来少，血寒不足；后期来多，血寒有余。经水虽本于肾，其流则脏腑之血皆归。故经来诸血尽来附益，以径开门启，不遑迅合，血乘而出也。血既出，则成不足。宜于补中温之，非后期俱不足也。用**温经摄血汤**：白芍、熟地一两，川芎、白术五钱，肉桂、柴胡五分，续断一钱，北味三分。二十剂调。此大补肾、肝、脾之精血，加肉桂去寒，柴胡解郁。补中有散，散不耗气；补中有泄，泄不损阴。故受补益，收温功。凡经后来俱效，诚调经摄血妙剂。倘元气虚，加参一二钱。

一经忽来忽断，时痛时止，往来寒热，人谓血结，不知肝气不舒也。肝木最恶寒风，经来腠理大开。适风吹，则肝气闭塞，经水之门亦随闭。于是，腠理经络不宣，气行于阳则热，气行于阴则寒，此特寒之轻者。倘寒甚，则内热益深，热入血室，如见鬼状。此宜补肝血，通郁散风，随效。用**加味四物汤**：熟地一两，川芎、丹皮三钱，归、芍、白术五钱，甘草、玄胡、柴胡一钱。此用四物滋肝肾，柴、芍、丹皮扬风郁，甘草、白术、玄胡利腰脐，安腹痛，入表里，通经络。用之得宜，自奏功。

一经前疼痛，多紫黑块，人谓热极，谁知郁极，火不能化乎。肝火郁则不扬，经欲行，肝气不应，则抑其气而痛。然经满则不能内藏，肝火焚烧，内逼经出，火亦随而怒泄。紫黑者，水火两战之象；成块者，火煎成形之状。经失其为经，正郁火内夺其权也。似宜大泄肝火。然泄肝火，不解肝郁，则标去本未除。用**宣郁调经汤**：归、芍、丹皮五钱，紫胡、香附、郁金、甘草、黄芩一钱，白芥子二钱，炒栀子三钱。四剂愈。此补肝血，又解肝郁，利肝气，又退肝火也。

一经后小腹作痛，人谓气血虚，谁知是肾气涸乎。经，天一水也。满则溢，空则虚，何虚能作痛？盖肾水虚，则不能生肝。肝必下克脾土，土木相争，气逆故作痛。须舒肝气，益补肾药，水足肝气益定。用**后调汤**：阿胶、荆芥、归、芍、枣皮三钱，巴戟、甘草一钱，山药五钱。此平补肝肾，既止逆气，尤止郁。痛经后症最佳，不只腹痛。

受　妊

一瘦怯久不孕育，一交感卧病终朝，人谓气虚，谁知血虚乎。血藏于肝，精涵于肾。交感泄肾精，与血虚何与？不知肝气不开，则精不能泄。及精泄，肝气益虚，以肾为肝母。母既泄精，不能分润以养肝，肝燥无水，且暗动以烁精，肾愈虚。况瘦人多火，又泄精则水益少，火益炽，水难制火，腰肾空虚，故倦怠而卧。此等女子偏易动火，然此火出肝木，乃雷火，非真火。交又易走泄，阴虚火旺，不能受胎。即受胎，逼干男精，随种随消。必补肾水，平肝木，水旺血亦旺，血旺火亦灭。

用**养阴种玉汤**：归、芍、枣皮、熟地、山药五钱，茯苓、丹皮、杜仲二钱，甘菊、牛膝一钱。服三月受孕，再服三月身健。此不特补血，又补精。精满，子宫易摄；精血足，子宫易容物。禁房事三月自坐孕，否则只可自健。

一下身非火不暖，交感绝无温热气，人谓天分薄，谁知胞胎寒乎。寒地不生草木，阴渊不长鱼龙。胞胎寒冷，何能受孕？虽男精热射，阴寒相逼，虽茹亦吐。夫胞胎居心肾间，上系于心，下系于肾。胞胎寒，乃心肾火微。故必补心肾二火。用**温胞散**：人参、杜仲、菟丝、芡实、山药三钱，白术、巴戟一两，故纸、肉桂二钱，附子三分。服一月愈。此补心即补肾，温肾即温心。心肾气旺，真火自生，心肾火生，胞胎之寒自散。倘为丸，朝夕吞服，尤能摄精，断无伯道之叹。

一小腹自觉紧迫，急而不舒，断难生子，人所不识。人谓邪气在腹，谁知带脉太急乎。带脉系腰脐间，宜暖不宜急。带脉急，由腰脐不利。腰脐不利，又由脾肾不足。脾肾虚，腰脐之气闭。腰脐气闭，带脉拘急，胞胎牵动。男精射入胞胎，胞胎虽茹，亦必小产，况又不节欲乎。此带脉急，不能生子也。是则宽带脉在利腰脐气，利腰脐必大补脾肾，带脉可宽。用**宽带汤**：白术一两，巴戟、熟地五钱，故纸一钱，苁蓉、人参、麦冬、杜仲、归、芍三钱，北味三分，莲肉不去心三十个。四剂腹宽，一月受胎。此脾肾双补，又利腰脐气，带脉自宽。或北味、白芍酸收，何反宽带脉？不知血虚，则缩而不伸，气虚则挛而不达。芍药酸以平肝，则肝不克脾。五味酸以生肾，肾能益带，相碍实相成。

一肥胖痰涎多，不受孕，人谓气虚，谁知湿盛乎。湿从下受者，外邪也。胖女之湿，乃脾土内病。然脾土病自不化水谷以养四肢，宜瘦弱。不知肥胖女气虚肉盛，肉盛则肥，气衰则胖。外似旺，内实虚。内虚则气衰，气衰不能行水，湿停肠胃不化精而化涎。脾，湿土，痰多愈湿，脾不能受，自浸润胞胎，久成水窟。且肥胖女子内肉满，遮子宫，难受精者，势也。况又多水湿，男即鼓勇深入，射精直达子宫，滔滔若是，随入随流。法必泄水化痰。然不急补脾胃，则阳气不旺，湿痰未必去，人且病，安望茹而不吐乎？用**补中汤加味**：参、芪、当归、半夏三钱，白术、甘草、柴胡一钱，陈皮五分，升麻四分，茯苓五钱。二十剂效。此提脾气升上，则水湿自下行；助胃气消下，痰涎轻上化。不必消克以损肌，浚决以开窍。阳气旺，自足摄精；邪湿散，自可受孕。

恶　阻

一妊娠恶心呕吐，思酸解渴，憎食欲卧，人谓恶阻，谁知肝血太燥乎。受孕本肾旺，肾旺足以摄精，至受精，则肾水生胎，不能分润他脏。肝，肾子。一旦肾母不养，肝气迫索，肾水不应，则肝气益急。火动，气乃逆，恶心呕吐生。虽不至太甚伤气，则一气伤则肝血愈耗，世用四物汤治胎前症，取生肝血也。但生血不能生气，则脾胃衰微，不胜频呕。吾恐气虚，血不易生也。宜于平肝补血中，宜用健脾开胃，以生阳气，则能生血，尤益胎气。然气逆用补，气旺不益逆乎。不知恶阻，其逆不甚，此虚逆。因邪逆，助气必逆增；因虚逆，补气而逆转盛。况助气于补血中，则阴足制阳，又何患逆。用**顺肝益气汤**：白芍、白术、麦冬三钱，当归、人参、苏子、神曲一钱，茯苓二钱，熟地五钱，砂仁一粒，陈皮三分。三剂愈。此肝、肾、脾、胃、肺同调，其实专主肝肾，肝平则气不逆，肾旺则血易生。凡胎不动。少恶阻者，服之无不安静如故，实胜四物。盖四物专治肝故也。

卷十二

安 胎

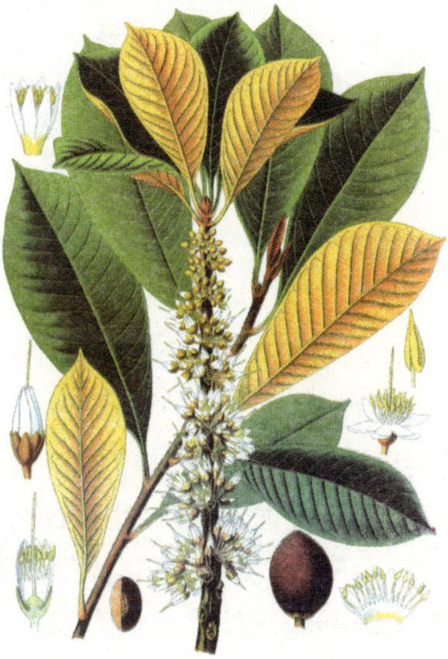

一小腹痛，胎不安如下坠状，人谓带脉无力，谁知脾肾两亏乎。胞胎虽系带脉，带脉实关脾肾二经，损则带脉力微，胞胎何能胜任。然其所以亏，非饮食过多，即房劳大甚，不补脾肾，带脉拘急，胞胎所以下坠。然胞胎何关乎带脉？胞胎系通心肾，不通脾，似不必补脾。然脾后天，肾先天。脾非先天气不化，肾非后天气不生。补肾不补脾，肾精必不能遽生。故补脾正补肾。胞胎原借先后天之气，安得不固。用**安奠二天汤**：参、术、熟地一两，山药、枣皮五钱，炙草一钱，杜仲三钱，枸杞、扁豆二钱。不必三剂。胎动本脾肾双亏，正须参、术、熟地，始能挽回于顷刻，世每少用参、术，故寡效。

一素郁致胎动不安，两胁胀痛如子悬，此肝气之通也。养胎系肾水，然必肝血相助，肝血最不可缺也。肝舒则肝气不闭，肝血自不下藏，灌注胞胎，以助肾水。今肝苦郁，肝且闭塞不通，子无血荫，必上以觅食。故子悬乃气使之升，非子之自悬也。宜开肝郁补血，燥自定。用**解悬汤**：归、芍一两，炒栀子、茯苓三钱，枳壳五分，砂仁三粒，人参一钱，薄荷二钱，白术五钱。三剂安。去栀子再数剂妙。此平肝开郁，郁开，肝不克土；肝平，木不动火。况又健脾生胃，使水谷生精，分布各脏。肝肾润泽，胞胎自无干涩。

一胎安，腹不疼，但常有血流，人谓血虚胎漏，谁知气虚不能摄血乎。血荫胎，然心中之血必得气以包之。气虚下陷，血乃随气而陷。但气虚下陷，血未尝虚，何同陷？不知气虚血必旺，血旺必热。血寒静热动，动则跃跃欲出，况气虚，安得不漏泄？然幸气虚，倘气旺血热，血必大崩。宜补气之不足，泄火之有余，血自止。用**助气补漏汤**：人参一两，甘草一钱，白芍五钱，黄芩、生地三钱，益母草、续断二钱。再剂不漏。用人参补阳气，黄芩泄阴火，火泄则血中不热，无欲动之机。气补则血外能包，无可漏之窍，自气摄血，血归经，安有漏泄。

小　产

一行房颠狂至小产，血崩不止，人谓火动极，谁知气脱乎。妊娠肾水荫胎，水本不足，水不足，火易沸腾，加久战，火心大动至颠狂。春兴甚酣，精必大泄。精泄，肾益干。水干，火更炽。水火两病，胎自堕。胎堕火犹未息，血随火崩，势不可止。当以止血为主。然火动由水亏，血崩本气脱，不急固气，则气散不能速回，血将何生？不大补气，则精涸不能遽长，火且愈炽。用**固气填精汤**：参、芪、熟地一两，归、术五钱，炒荆芥二钱，三七根末三钱。四剂愈。方妙在不清火，惟补气补精，救其匮乏，奏效者，以诸药甘温能除大热也。盖此乃虚热，实热可寒折，虚热须温补。故补气自摄血，补精自止血。一跌仆至小产，血流紫块，昏晕欲绝，人谓瘀血作祟，谁知血室伤损乎。女子血室与胞胎连，胞胎损，血室亦损。所谓唇齿之倚也。然伤胞胎流血者，其伤浅；伤血室流血者，其伤深。伤钱病在腹，伤深晕在心。凡跌仆未小产，胎不安者，宜固胎，不可轻去血；已小产，血大崩者，宜散血，不可重伤气。盖胎已堕，血既脱，则血室空虚，惟气存耳。倘又伤气，安得气不脱？故必补气以生血，新血生，瘀可止。用**理气止瘀汤**：参、芪一两，当归、黑姜五钱，红花一钱，丹皮、茯苓三钱。三剂全安。方用参、芪补气，气旺血可摄；当归、丹皮补血，血生瘀难留；红花、黑姜活血，血活晕可除；茯苓利水，水利，血易归经耳。

一大怒忽腹痛堕胎，堕后仍腹痛，人谓肝经余火未退也，谁知血不归经乎。肝藏血，大怒则血不能藏，宜失血，不宜堕胎。不知肝性最急，血门不闭，血直捣胞胎。胞胎系通心肾，肝血来冲，必截心肾之路，胎气一时遂绝，胎故堕。堕仍痛者，因心肾未援，欲续无计，彼此痛伤，肝气欲归心，心不受；欲归肾，肾亦不受。故血未净，余痛无已。徒引肝血，不平肝气，则气逆不易转，即血逆不易归。用**引气归血汤**：归、芍五钱，炒荆芥、白术、丹皮、麦冬三钱，黑姜、香附五分，郁金、甘草一钱。此引血即引气，气归肝中即血归肝内，气血两归，犹腹痛，予不信也。

难　产

一数日不能生，人谓气虚力弱，不能送出，谁知血虚胶滞，胎中无血，儿不易转乎。胎成由于肾精，胎养半资脏腑血，故血旺子易生，血衰子难产。故临产必须补血。虽血难骤生，补气正所以生血。然徒补气，不兼补血，则阳过旺反不足，恐升而不降，故宜气血兼补。气血旺，气能推送，血又足以济，则汪洋之势易于转头，又何致胶滞哉。用**送子丹**：芪、归、麦冬一两，川芎三钱，熟地五钱。一剂生，且无横倒。方补气只黄芪，余皆补血。无论气血两平，阴阳交，易于生产。血旺于气，胞胎无非血也。如舟过浅水，用力难推。忽得春水，舟能自行，又遇顺风，有不扬帆而乎。血，水也；气，风也。无水，风虽顺何益？故补气必补血。

一儿已到门，不能生，此危时也，乃交骨不开也。盖产门上有二骨，两相斗合，未产骨合，将产骨开。女子儿门肉斜生，皮亦横长，可宽紧，可小大。苟非交骨联络，则儿门大开，用手可探。故交骨为儿门之关，亦女子锁钥之键。倘或女子此骨不闭，肠且直下。然交骨开阖，气血主之也。无血，儿门自闭；无气，儿门不开。欲儿门开阖，必须交骨顺滑，非大补血，交骨何易开阖？然闭易开难。交骨不开，因贪色过泄，气血大亏，无以运行儿门，则交骨黏滞不开。故开交骨，必于补气血中用开交骨药，不必催子，自迅下。用**降子散**：当归、柞木枝、人参、川芎五钱，红花一钱，牛膝三钱。一剂子下。方用人参补气，归、芎补血，红花活血，牛膝下降，柞木开阖，故效。苟单用柞木亦开骨，然不补气血，必开而不合，引风以入。若儿未到门，万不可用柞木。然此方亦无碍，以补气血也。若单用柞木，必俟儿已到门后，始无虞。

一数日胎不下，服催生药不效，人谓交骨难开，谁知气结不行乎。夫儿到门不能下者，乃交骨不开，宜用开交骨药。若未到门不产，非交骨不开，万不可妄用药开交骨。恐门大开，儿头不转，原难骤生。及早坐草，母见儿不下，心必恐，恐则神怯，怯则气下不升。气不升，上焦闭塞，气乃逆。上气既逆，则上焦胀满，气更难行。气阻于上下，不利气而催生。则气愈逆，胎愈闭。故但利气，不必催生，胎自下。用**舒气汤**：参、归、紫苏、牛膝三钱，川芎、白芍五钱，陈皮一钱，柴胡八分。葱白七寸同煎，一剂下。气逆由气虚，气虚易恐惧，补气恐自定。恐定气不知何以顺。况苏、柴、牛、芍平肝疏肺，佐人参、芎、归，实有补利之益。[批]有令母坐小凳不跪者，法亦妙。文守江。

血　晕

一产下即昏晕不语，此气血双脱也，本不治。然急用缝衣针刺眉心之穴，得血即语。以**独参汤**：人参一两。急煎灌之，无不生者。倘贫家之妇，无力卖参，用**当归补血汤**：黄芪二两，当归一两。煎灌。万不可轻加附子。盖以无经不达，反引药走而不守，不能专注胞胎，不若参、芪、归直救气血之绝，聚而不散。盖血舍空虚，无血养心，致血晕。舌乃心苗，心既无主，舌安能出声。眉心上通脑，下通舌系连心。刺之，则脑与舌俱通，心中清气上升，瘀自降。再用前方，则气血接续。虽单用前方，亦能生。然刺眉心尤无失，瘀冲心，故昏晕不语，解瘀血之冲，真扼要争奇。世但知灸眉心，然灸缓刺急，缓难救绝，急易回生。

胞衣不下

一胞衣三日不下，心烦意躁，时晕，人谓胞胎蒂未断，谁知血少干枯粘连于腹乎。世恐胞衣上冲。然胎衣何能冲心？但未下，瘀血难行，恐血晕。须大补气血，使生血以逐衣，衣自润滑。补气以助血，血生迅速，尤易推送。用**送衣汤**：当归二两，川芎五钱，乳香末、没药末一钱，益母草一两，麝香五厘，荆芥三钱。水煎调服。立下。用芎、归补气血，荆芥引血归经，益母、乳香等逐瘀下衣。新血长，旧血难存。气旺上升，瘀自速降。胞衣非依子即依母，不随下者，以子不可依也，故留腹有回顾其母胎之心。母胎虽生子，蒂间之气原未绝，故流连欲脱而未脱。每有六七日不下，竟不腐烂，正以有生气也。可见，胎衣在腹不能杀人，补之自降。或疑胞衣既有生气。今用补宜益牢，何反降？不知子未下，补则益子；子已下，补则益母。益子，胞衣之气连；益母，胞衣之气脱；气连，胞胎之气通；气脱，胞胎之气闭。通则两合，闭则两开，故用补，衣反降。

产　后

一产后小腹痛，甚至结块，按之益痛，此儿枕痛。前人谓儿枕头之物。夫儿枕之不痛，岂儿生不枕反痛乎。盖此乃瘀血成团未散也。此多是健妇血有余，非血不足，似可破。然血结瘀作祟，活血，瘀自除。破血虽可消瘀，必损气血，不若于补中逐秽则瘀去，气血又不伤。用**散结安枕汤**：当归一两，川芎五钱，山楂十粒，桃仁七个，丹皮、荆芥二钱，益母草三钱，乳香末一钱。酒调服。不必二剂。此逐瘀于补血，消块于生血，不专攻痛，痛自止。若用玄胡、苏木、蒲黄、五灵脂化块，此杀人之医，不足论也。

一产后小腹痛，按即止，人谓儿枕痛，谁知血虚乎。产后去血过多，原能腹痛，但痛如燥糠触体，乃虚痛，非实痛。产后虚尤宜补。况补血，多润滑药，产后肠中干燥正宜。故补血不特腹痛安，肠中亦甚便。用**腹宁汤**：当归、熟地一两，续断二钱，阿胶、人参、麦冬、山药三钱，炙草一钱，肉桂二分。二剂愈，多服更佳。此补气无太甚，补血无太滞，气血生，痛自止。

一产后肢肿，寒热往来，喘嗽，胸满不利，吐酸胁痛，人谓败血经络，渗四肢，以致气逆，谁知肾肝两虚，阴不能入阳也。产后气血大虚，自肾水不足，肾火沸腾。水不足，则不能养肝，肝木大燥，木中无津，火发于木。肾火有党，子母两焚，将火焰直冲而上，金受火刑，力难制肝，故咳嗽喘满。肝火既旺，必克脾土、土衰不能制水，故浮肿。然肝火乃假旺。假旺者，气若盛而实衰，故寒热往来无定，随气衰而为寒热。热非真热，寒亦非真寒，故气逆于胸膈不舒。胁，肝部，酸乃肝木之味。吐酸、胁痛，皆肝虚肾不能荣也。宜补血养肝，更宜补精生血。精足而血足，血足气亦顺矣。用**转气汤**：参、术、茯苓、芡实、枣皮三钱，熟地一两，归、芍、山药五钱，故纸一钱，柴胡五分。方多补精补血，何名转气？不知气逆由气虚，气虚者，肝肾气虚也。今补肾肝精血，即所以补肾肝气。气虚则逆，气旺有不顺乎？是补气即转气。气转，各症尽愈。阴入于阳，阴阳无格矣。

一水道出肉线一条，三四尺，动则疼痛欲绝，人谓胞胎下坠，谁知带脉虚脱乎。夫带脉束于任督，任前督后。两脉有力则带坚，两脉无力则带堕。产后亡血过多，无血养任督，带脉崩堕，力难升举，故随溺下。带脉下垂，每腰脐痛，况下堕出产门？其失关键更甚，安得不疼痛欲绝。大补任督之气，则带脉自升。用**两收汤**：白术二两，人参、山药、芡实、熟地一两，川芎、巴戟三钱，白果十枚，扁豆、杜仲五钱，枣皮四钱。二剂全收。盖任督连腰脐，补任督不补腰脐，则任督无力，带脉何以升举。惟并补之，任督得腰脐之助，则两脉气旺，何难收带脉于顷刻。

下　乳

一产后绝无乳，人谓乳管闭，谁知气血涸乎。乳乃气血所化。然血化乳，又不若气化乳尤速。新产血大亏，生血不遑，何能生乳？今数日乳不下，血少，气尤微。气旺乳旺，气衰绝乳亦衰绝者，势也。苟不补气但通乳，无气，血何以生？无血，乳从何化？宜补气以生血，不可利窍而通乳。用**生乳丹**：参、芪一两，当归二两，麦冬五钱，猪蹄二个，木通、桔梗三分。此大补气血。盖产后气血衰而无乳，非乳房闭而断乳者可比。

一壮妇生产数日，忧郁，遂两乳胀满痛，乳汁不通，人谓阳明火，谁知肝气郁结乎。阳明多气血，化乳原属阳明。然阳明土，必得肝气通，则稼穑作甘，始成乳汁，未可全责阳明。壮妇亡血虽多，气实未衰，化乳在气不在血，宜有乳汁。今数日乳胀满痛，足欲化乳不可得，非气不能化乳也。乃肝气不扬，阳明土因之亦郁，安能化乳？宜抒肝气，则阳明气血自通，用**通肝生乳汤**：归、芍、白术、麦冬五钱，熟地一两，通草、柴胡一钱，志肉一钱，甘草二钱。一剂通。药味太重，若非少壮女，虽因郁少乳，须减半治之。

卷十三

惊疳吐泄

小儿大约因疳成吐，吐成泄，泄成惊。故口内流涎，疳兆也。起首即治疳，吐泄不作，何有惊生？疳失治，胃气伤矣。小儿纯阳，原无损阴气。胃伤者，伤阳气也。阳伤，阴亦伤矣。伤阴，伤脾气也。后天以脾胃为主，脾胃两伤，无气养心，惊症起。惊，虚证，非有外风入。然则吐泄惊俱脾胃虚寒，疳乃脾胃实热也。不知小儿多食水果，致口热成疳。口热似阳旺，然阳极变阴。故疳久作吐，正阳变阴之验也。可见，惊疳吐泄俱虚证，补脾胃，四症俱愈。世分惊为风，疳为热，吐泄为寒，孰是单补脾胃者。用**活儿丹**：人参、神曲三分，白术、巴戟、白芍一钱，甘草、陈皮一分，茯苓二钱，柴胡二分，当归、山楂五分。二剂愈，三剂不发。方健脾开胃，又平肝，使肝无郁滞，自疏土气，则脾胃安，吐泄止，何至四肢无养，角弓反张，急慢惊风哉。

一生疳，两牙床尽肿，流涎，咳嗽咽肿，人谓脾热，谁知胃火上升乎。胃火宜泄，何不效？以火过盛，阳将变阴矣。故降火药以泄火，火不降转困者，正壮火食气也。少火宜泄，壮火宜补。不补胃治火，反泄火损胃，安得不加困？补胃，少息火，疳自愈。用**平疳汤**：茯苓三钱，白术、桔梗一钱，陈皮、枳壳、黄芩二分，神曲五分，麦冬、玄参二钱，人参、苏叶三分。四剂愈，不发。此补胃以散火，火自平者，以火出土中也。土健火藏，土衰火现，故补土火藏于下，何至上升口颊乎。况加解火药，则土引火自归，火亦随土而自戢。

一生痞后，饮水即吐，后不饮亦吐，困极，人谓热吐，谁知热变寒乎。痞本热，久则寒者，以胃土之伤，土衰则火旺。火旺，土益衰。土益衰，前火不能旺矣。火土两衰，何得不寒？况儿最喜生冷，土衰加生冷即吐。故止吐以健胃为主，则胃强吐不再犯。用**六君加味治**：人参一钱，白术三钱，茯苓二钱，甘草一分，半夏五分，神曲二分，陈皮三分，白蔻一粒。二剂痊愈。此健胃止呕，大人尚神，况小儿乎。小儿呕，人每轻症，不知胃气一伤，四肢失养，必角弓反张，乃因虚也。今扶胃气，胃健受食，既无呕吐，自有灌注，何有惊风。［批］一月内乳后辄呕逆，乃初生阴阳未平，不必治，亦不必畏。文守江。

一大吐后大泄，吐止，泄不止，倦极。人谓吐变泄，其气顺，谁知吐伤胃，泄伤脾。气顺，宜吐止愈。今吐止大泄，乃胃传于脾。由腑入脏，是由表入里，较吐更甚。盖吐补胃可愈，泄宜兼补脾。虽脾胃有同治法，补胃自必补脾。但吐后作泄，则补脾必须助胃。用**生脾助胃汤**：参、术三钱，甘草三分，肉桂一钱，茯苓五钱，神曲五分，附子一片。二剂痊愈。倘不效，不救。此方治小儿泄，效自如响。彼不应，乃阴阳两绝，非药之咎。

一吐泄，目上视，死亡顷刻，状如慢风，人谓惊风，谁知脾胃气将绝乎。若作慢风治，用牛黄等丸，下喉即死。脾胃气绝，是阴阳气欲脱也。非急用人参救气，何能再活？然价重，此证又须多用，无论近人无此胆，即古人亦无此法，故小儿多亡。夫小儿脾胃虚寒，何禁吐泄？尤宜多用人参。用**安儿至宝汤**：参、术五钱，茯苓、巴戟三钱，附子、麦芽、萝卜子一钱，枳壳、槟榔三分，前子、扁豆二钱，白蔻三粒。三剂愈。此方多用参附，故夺命于将亡。以参回阳于何有之乡，附子续阴于已绝之后，群药佐之，阴阳自分，积秽自除。世但祛除，不补中用攻，故不效。

一吐泄后，角弓反张，惊悸牵搐。此肝克脾胃土，土气欲绝耳。若用风药定惊，立亡。盖吐泄阴阳两亡，但有几希之气。不补脾胃以续气，反散风损气，能不死乎？且补脾胃土，不补命门、心包之火，则土寒，阳不能骤回，阴不能速长。宜补火生土，补土止惊。用**续命汤**：

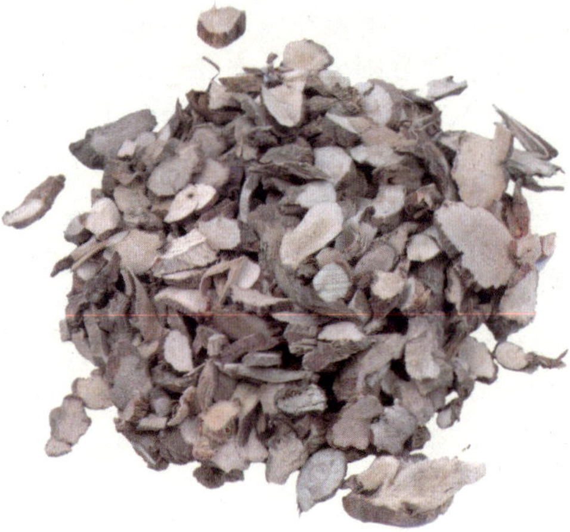

参、术一两，茯苓、巴戟五钱，肉桂、半夏一钱，生枣仁三钱，志肉二钱，菖蒲、丁香、白芍、姜、附三分，柴胡五分，甘草二分。此方以十岁为准，每岁减二分。慢、急惊风俱治，可谓急为风，慢为虚也。世谓惊为风，误矣。不作风治，十活九；作风治，十人十死；虚兼风治，十死八。以大虚，绝不治风，十人十活。喻嘉言谓：惊风二字，劝医绝口不道。虽过于愤激，然实有不得不大声以救者，但所立方，尚兼风治，犹未洞达底里。

一世人以急惊属风，慢惊属虚，此似是而非，杀人之说也。惊风二字杀人甚多，小儿何尝有风？一作风治，千人千死。无如杀运未除，此辈乱治。予治急慢惊，以**保赤定惊丹**：人参、茯苓、白芍三两，白术八两，半夏、柴胡、山楂、枳壳、神曲、甘草、干姜、麦冬一两，炒荆芥、槟榔、菖蒲、薄荷叶、麦芽五钱，木香三钱。各为末，蜜丸如龙眼核大。凡急慢惊，用一丸，重则二丸。但人参多多益善。然无参亦免死。

痘

一将出痘，身热口渴，眼如醉，此时以表药散之，则火毒大解。无如因循，数日现点始用。有形之解与无形之解不同，故轻变重，重变死。夫见点，当于补中带表，则正无伤伤，火毒又散。用**至慈汤**：人参、炒荆芥、陈皮三分，生草、柴胡、花粉一钱，当归三钱，茯苓、麦冬二钱，玄参三钱。二剂愈，不必三刘。若已出，热则重变轻，死变生。此用柴胡、荆芥疏通表里，玄参去浮游火，生草解毒。妙在人参补气生津，佐前药使无壅闭，以达至隐之火毒。火毒非补不可。此方以十岁为准，如一岁十分用一，每岁增加。若十岁外，宜加参，余不必加。

一痘红盛烦渴，大便干燥，小便短涩黄赤，脉洪大不匀匀，舌上生疮，此阳证也。切忌温热。然火毒大盛，骤用寒凉，心火不遽退，热不骤解，反生变。宜寒中化热，凉中化火，则不违火性，自得寒凉。用**全痘散火汤：**玄参、炒荆芥三钱，黄芩、生草、栀子一钱，桔梗、生地、当归二钱。一剂愈。方用芩、栀清火，玄参退浮热。妙在荆芥、桔梗引火外出，生地、当归滋腑脏燥，则雨润风吹，必变火宅为清凉。故解散又无违背。

一痘空，色清白，发痒中塌，寒颤咬牙，腹虚胀，吐泄，脉沉微细弱，此阴证也。必大补气血，佐温热，则疮无冰冻。倘用寒散，则痘内陷，立亡。然色白，虚也，发痒，又有实证；身寒，凉也，发颤又有热证；腹胀，虚寒也，吐泄又多实热证。既非虚寒，一用温热，安得不死。不知舌红为热，白为寒。舌红带白，热中寒；舌白微红，寒中热；热极，大红又燥；寒极，纯白又滑。舌白又滑，阴证无疑。用**祛阴救痘丹：**人参、荆芥一钱，芪、归、白术三钱，附子三分。一剂色白即红，阳回阴寒之气尽散。此方补气血，气旺阴难留，血足阳自复。然必附子，奏功始神。又恐附子直攻其内，故加荆芥引之外散。

一痘五六日，毒宜化，浆宜行，乃不红绽肥满，此气血大虚，切忌攻火败毒。宜补气血。用**护痘万全汤：**人参五钱，黄芪、川芎、茯苓一钱，当归、白术二钱，陈皮、牛子三分，花粉三分，桔梗五分。不必二剂。妙在不消毒攻火，但补气血，且补中有散，更非呆补。

一痘已见形，又出一层红斑，或似斑非斑，或零星错杂，皆是夹疹。人谓痘毒深，后再发，谁知痘出时又感风寒，使内热留中，闭塞腠理，激腑毒尽出乎。宜脏腑并治，然治脏不若先治腑。盖痘毒出脏，毒深；疹毒出腑，毒浅。浅之毒散，深毒自难留，故治痘须先治疹。用**分痘汤：**升麻、生草、荆芥一钱，玄参、麦冬、生地三钱，当归、青蒿二钱，半夏五分。一剂疹全散。此退阳明火，解肺热。妙在多用升麻引火向外，发皮毛，虽消疹，实成痘。何为治疹后，再治痘哉。

一痘证已全，数日后复发热，出红斑，痒甚，愈抓愈痒，先如粟米，渐大如红云一片。人谓痘毒前未畅发，谁知痘毒全无，乃收痂后纵欲，饮食又兼风热而成乎。此名盖痘疹，似痘非痘也。宜散风热，不必顾痘毒。然风热解，痘毒亦无不解。用**安痘汤**：玄参五钱，当归三钱，连翘、花粉一钱，白芍、丹皮、荆芥、甘菊二钱，升麻五分。二剂尽散。此化毒不耗气，解热不损血，故风热全消，痘无变证。

一痘五六日后色黑，或炭灰色，顶陷不起，食入即吐，此坏证也。然小儿纯阳，阳气易离，阴气难绝。倘一阴可续，则引阴接阳，每重生。用**起死救儿汤**：参、归、麦冬、茯神三钱，玄参、银花一两，白术、荆芥、花粉二钱，甘草一钱。二剂愈。此妙全在银花、玄参之多，既解毒又散火，又加参、术、归、冬，以助二味祛除，故能转败成胜。切勿惊重与用参多。盖药不重，则火毒难消；参不多，则阴阳难复。

疹

一发热二三日，肌肤隐发红点，人谓发斑伤寒，谁知出疹发表，热毒外散，偶犯风寒生冷，皮肤闭塞，毒气壅住腠理乎。其症皮肤片片皆红，红或变白，白或转红，红变紫，气喘腹满，甚而作痛。毒气入脏，欲出不能，存亡顷刻。必须化斑，不必治疹。盖疹与斑皆热毒。用**消斑化疹汤**：玄参、白芍五钱，归尾、石膏、骨皮、丹皮、青蒿、麦冬三钱，荆芥二钱，木通、升麻、甘草一钱。二剂消。方用微寒，以疹斑虽起大热，亦因脏腑干燥，内无水制而外现也。今滋津液，则水足制火。又得引火解毒，直走皮肤，毒自外泄解散。况玄参清浮游火，何必多用大黄扑灭其炎，伤脏腑乎。

一出疹大渴，恣饮，呕逆不止，变泄痢，咳嗽，小水不利，阴囊浮肿，胁痛筋软膨胀，人谓火热不解，谁知水蓄不消乎。夫心火亢炎，因而作渴，饮水必入心，心不受水，传脾为呕吐泄利；传肺，为咳嗽；传肾，为便闭囊肿；传肝，为胁痛筋软膨胀。夫水本克火，然水多则滞，火反得水以滋沸腾，疹消他症生。宜惟分消水势，疹自消。用**分水消疹散**：茯苓、前子、木通、白术三钱，猪苓二钱，苡仁一两，桔梗一钱，荆芥五分。二剂愈。方专治水，只桔梗、荆芥少提气，不特水气因升提下行倍速，且使疹亦从膀胱下泄。但不用升麻，以升麻提气，必使疹毒由皮毛出，反牵利水之肘。不若此二味提气不走皮肤，反佐诸药走膀胱，水疹同治。

卷十四

背　痛

一背间先发红瘰，渐红肿，此发背也。古云：外大如豆，内大如拳；外大如拳，内大如盘。然痈疽必须辨阴阳。有先阴变阳，有先阳变阴者，前后俱阳俱阴者。阳证虽重实轻，阴证似轻反重。先阴后阳生，先阳后阴死。何以辨之？阳证形高突，色纯红，初起必疼，溃烂多脓，收口身轻爽。阴证形平陷，色带黑，初起必痒，溃烂多血，收口身沉重。至变阳变阴，以此消息。倘红肿高突，乃阳证。乘毒初发，肉未化，急以散毒药治，随手而解。发背至横决，皆因循失治，以致阳证变阴。救痈如救火，宜急扑灭，否，必沿烧屋庐，不尽不止。毋谓阳证可轻缓。治用**急消汤**：忍冬藤二两，紫花地丁一两，茜草、生甘草、花粉、桔梗三钱，甘菊花、贝母二钱，黄柏一钱。不必四剂。此阳毒初起最神，无迅烈之虞，有和解之妙。倘孟浪用毒药，毒幸散，真气耗损，变成别证，医之咎也。［批］一切大肿毒，不论部位阴阳，已溃未溃，肿毒通治，方最神。此方前已附《奇效医述》，兹不注。文守江。

一背痈溃烂，洞见肺腑，疮口黑陷，不能卧，口渴思饮，人谓阳证败坏，谁知阴虚不能变阳乎。背痈虽分阴阳，至溃后惟宜补，不消毒。至见肺腑，前此失补，毒过沿烧，好肉尽化为瘀而成腐肉。腐必洞见底里。倘胃气健能食，犹可救。若恶食，必无生者。然能用参、芪、归、地亦有生者，不可弃而不救。用**转败汤**：人参、熟地、麦冬二两，生芪、当归、枣皮一两，肉桂、远志、茯苓三钱，白术、银花四两，北味一钱。一剂。或胃开或少能饭，可救。惟杳无应验，是胃将绝。或服之饱闷，少顷安者，亦有生机。此补气血，更补肺肾阴。盖阴生则阳长，后以银花解余毒，则毒散血生，血生肉长，肉长皮合。倘但解毒，不补气血阴阳，阴毒不能变阳，哀哉。

一背痈溃后，或发热，或恶寒，或痛，或脓多，或流清水，自汗盗汗，脓成不溃，溃不收，人谓毒未净，谁知血气大虚乎。凡气血盛，阴阳平，何能生毒？惟脏腑内损，毒始藏，久必外泄，乃痈发，毒自不留。然脏腑本虚，又加脓血则更虚。其外口未敛，似有余。气血未生，实不足。不可偏补一脏，致偏胜。然用大补汤每不效，非方不佳，用不得法也。盖背痈非细小之剂所能补。余定一方，请正同人：参、归一两，黄芪、熟地二两，白芍、白术、茯苓五钱，肉桂二钱，川芎、生草三钱。自效。夫痈未溃，先化毒，已溃亟补虚。纵有余毒，不必败也。盖败毒，非寒凉即消耗，消耗损真，寒凉伤胃。真损则邪气盛，胃伤则谷气全无，何能生肌肉？惟大补汤助真益胃，故收全效。且不特治已溃，凡未溃皆效，惜人未知。

肺痈

一胸膈作痛，咳嗽时更痛，手按痛处，尤气急，此肺热成痈耳。肺娇脏，药不能到，故难治。肝热害肺，已成痈，似宜泄火救肺，肺药难入。然脾，肺母；肝，肺仇；心，肺敌。三经未不尝受药。补脾土能生金，平肝木不侮金，清心火则不刑金，三经皆益肺无损。肺气得养后解肺邪，何痈不散。用**全肺汤**：玄参三两，生草五钱，银花五两，花粉、茯苓、白芍三钱，麦冬二两。二剂消。肺痈须内消，不可令出毒。内消不外脾肝心三经。或曰：肾，肺子，何不可治肾以消乎？然肺痈虽成于火烁，实肺气自虚。补肾虽使肾不耗肺，然肺肾相通，补肾恐肺气下降，火毒转不遽散，不若治三经，使肺得养，自化毒，不遗夫肾之妙也。

一胸膈痛，咳嗽吐痰更觉疼甚，按痛处难忍，咽喉间，先闻腥臭，随吐脓血，此肺痈已破也。肺痈未破易消，已破难治，以脓血难净也。盖肺生痈，因肺火不散。然肺火来，因肺气虚。不补肺以散火，未成何以消，已成何以散？既溃又何以愈？是肺虚不可不补。然胃，肺母，补胃气，肺气自旺。今痈破多吐脓血，肺气尤虚，虽毒尚存，必于补气中，行攻散，则毒易化，正气无伤。用**完肺散**：人参一两，玄参、银花二两，蒲公英五钱，花粉、生草、桔梗三钱，黄芩一钱。六剂愈。此补胃气，即泻胃火，胃气旺，肺气自衰，胃火衰，肺火自不旺，故败毒又生肉。虽诸药亦入肺，不单走胃，然入胃十八，入肺十二，仍治胃益肺。或问：肺痈已破，病入里，似不宜升提肺气。喻嘉言谓：宜引胃入肠。今仍用桔梗开提肺气，恐不可为训。嗟乎！所用皆治胃药，入胃有不引入肠乎？然肺气困顿，清肃之令不行，用桔梗清肺，上气通，下行更速。

肝　痈

一素多怒，易动气，忽胁满，发寒热，久胁痛，手按痛不可忍，人谓肝火盛，谁知肝叶生痈乎。人但知肺痈，不知肝亦生痈。且《灵》《素》未言，但古今气运不同，痈毒亦异。况肝生痈，未尝无理。恼怒，肝叶开张，肝气即逆。大怒，肝叶空胀，未易乎。时时恼怒，肝不得安。且怒必动火，怒愈多，火愈盛。火盛，烁干肝血，则肝气大燥。肝无血养，更易怒，能不郁结成痈乎。凡肝痈者，痛必在左，左胁皮必红紫，舌必青。以此辨之，必不差。宜平肝泻火去毒，若因循至溃，不救。用**化肝消毒汤**：归、芍三两，炒栀子、银花五钱，生草三钱。三剂减，七八剂愈。方用归、芍滋肝，则肝血骤生。又甘草缓急，栀子清火，银花解毒，安得不效。但火毒盛，肝血大亏，非大剂亦徒然。倘执肝火旺非肝痈，单用归、芍治胁痛，定不效。

一左胁疼痛非常，按更甚，此肝痈也。肝不只怒生痈，忧郁亦生。但恼怒痈急，忧郁痈缓。初起用大剂逍遥散治立止，因失速治，肝郁不宣，血亦因而结。血结不通，遂成痈。势似缓，然肝气急，痈成毒发甚骤。世有胁痛数日死者，正痈也，非胁痛即能死，可不急治乎。用**宣郁化毒汤**：柴胡、香附、薄荷二钱，归、芍、银花一两，陈皮、枳壳一钱，花粉、生草三钱。四剂痊愈，后用四物大剂调治。肝痈不可见，胁痈世常有，吾特言急治，何至成痈。

大肠痈

一腹痛甚，手不可按，右足屈不伸，人谓火盛存食，谁知大肠生痈乎。凡腹痛，足不能伸者，肠内生痈。大肠生痈，足尤不能伸。但大肠痈无不成于火，火盛不散，郁结成痈。然火有余，本水不足，水衰火旺无制，乃养毒不解。法宜壮水以制火，则毒自化。用**清肠饮**：金银花三两，当归二两，地榆、麦冬、玄参一两，生草三钱，苡仁五钱，黄芩二钱。四剂毒尽。方纯润肠，又活血解毒，虽泻火，实滋阴。故相济相成。倘不益阴润肠，惟攻毒降火，则大肠先损，何胜火毒之凌烁。

一大肠痈，右足不伸，饮食不思，腹痛甚，便脓血，肛门如刀割，此已溃也。能食生，不能食死。然亦有因火毒炽不能食者。凡疮以胃气为主。无胃气，毒无论阴阳多不救，故治痈以扶胃气为第一治法。加败脓祛毒，正无伤，火毒又散。今痈破，不思食，则胃气尽降，大危症。不补胃但治痈，必死。用**开胃救亡汤**：参、术、玄参、山药、苡仁一两，金银花二两，生草三钱，山羊血末一钱。水煎调服。四剂痊愈。方救胃败毒，祛脓在其中。妙在金银花治毒仍滋阴，又得参、术助力，散毒尤神。山羊血止血消浊且通气，引药直入痈中解散之，合用则调和，抚绥有人，攻剿有人，自胃气大开，化精微，转输大肠。倘胃气未伤，尤效，勿疑畏以枉人命。

小肠痈门

一腹痛口渴，左足屈不伸，按痛处更不可忍。夫大肠痈屈右足，小肠痈屈左足。此小肠生痈也。但大肠泄火从糟粕出，小肠泄火必从溺出。用**泄毒至神汤**：金银花三两，生草、车前子、刘寄奴、泽泻三钱，茯苓、苡仁一两，肉桂一分。不必四剂。方俱利水，只银花消毒，何独神？盖小肠毒必内消，内消舍银花无二味。以他药损正，小肠断不可损，故以银花为君。但不能直入小肠，用苡、苓、前、泻引入小肠。又加肉桂一分，得其气引入膀胱，从溲化。又恐火毒盛，不能迅逐，更加刘寄奴速祛，甘草和调，既无留滞，复无峻烈，自火毒从溺出。

一腹痛呼号，痛却在左腹，按之不可忍，医谓食积大肠，谁知小肠外生痈乎。凡痈生肠内，在大肠屈右足，在小肠屈左足。痈生肠外，皆不屈足。但小肠痛左，大肠痛右。况食积时痛时止，不若痈痛不移不止，故痛在左，明是小肠生痈。痈生肠内尚可溃，生肠外，必不可使溃，以肠外无可出之路，小肠尤甚，必早治。用**内化丹**：金银花四两，当归二两，车前子五钱，生草三钱，茯苓、苡仁一两。四剂愈。此即前方之变方也。但前方于利水中，行败毒，此于利水中，补血以败毒。盖痈破利水，则毒随水出；未破，不补血，则水泄血虚，难于消化。然须早治，否则痈虽愈，瘀留肠外，必终身腹痛。

脑疽

痈疽于脑顶，始名脑疽。若对口偏口，俱非真脑疽。脑疽九死一生。此肾火沸腾，脑为髓海，原通肾，肾无火，髓不能化精，多火不特不化精，随火升降，且化毒生痈。盖肾化精，必得脑中之气以相化。今脑中无非肾火，势必气化为火，火炎上，不及下降，即于脑中髓海自发其毒，较脑气下流为毒者更甚。故每更形改音，疮紫黑，烦躁，随饮随渴，甚至脑骨腐脱。倘饮食知味犹可救。用**五圣汤**：银花八两，玄参、麦冬三两，黄芪四两，人参二两。四剂渐愈。改用十全大补汤四两。服四剂，又饮八味汤恣饮，可痊愈。此疽得于房术居多。丹石燥烈，或洗或嚼，噙于口，藏于脐，阻精久战，真阴枯烁，髓涸火发，遂溃顶门，多致不救。

囊痈

一阴囊左右生痈，名便毒。生囊下、谷道前，名囊痈。较之，便毒易治，囊痈最难疗。以囊下为悬痈。盖他处皮肉横生、直生，俱易合口，悬痈横中有直，直中有横，不易收口。此少年贪酒色，花街柳

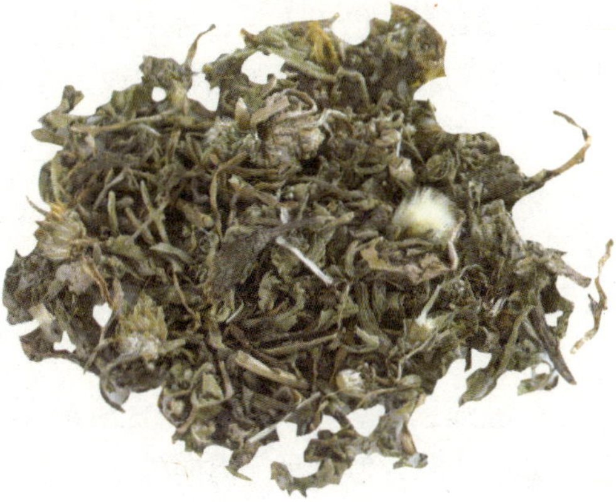

巷，忍精耐饥而斗，或已泄重交，或将败再鼓，或与毒妇疮妓合，多生此证。所谓欲泄不泄，化为脓血也。宜大补虚，佐消毒。用**逐邪至神丹**：银花四两，蒲公英、当归二两，人参、生草一两，大黄五钱，花粉二钱。三剂，已、未溃俱愈。此方未免过于霸道，且大虚又用大黄袪邪，似乎非宜。不知毒势盛，乘初起正未甚衰，大补泄火为得乎。倘因循畏缩，及流脓血，正必萧素，用参、芪数斤，尚难复原。何若早用于解毒中，正无伤，毒易化，因势利导。

臂　痈

一两臂忽生疮成痈疽，亦阴痈也。虽轻于头面、对口、肩背，然痛者阳证易治，用三星汤（见对口）立消。痒者，阴证难治，必大补气血，佐消痰化毒始效。阴主静，两手至动，至动生阴证，此反常，不可畏乎？况动变为静，又阳趋阴，非生近于死乎？欲阳返阴易，欲阴还阳难，谁谓臂痈可小视哉。仍宜慎重，用**消痈还阳丹**：人参、生草、花粉三钱，白术、生芪一两，银花二两，肉桂、乳香末一钱，当归五钱。三剂全消。此与七贤汤同，义各异。七贤治已溃，以生肉为先，此方治未溃，以护肌为主。故七贤无乳香、花粉，以二味攻中有拥卫耳。

乳　痈

一乳痈先痛后肿，发寒热成痈。此证男女俱有，盖女人生子食乳后贪睡，儿以口气吹之，使乳内气闭不通，遂至痈。此时以解散药治随愈。倘因循则痈成。若男子乃胃火盛，不上腾于口舌中，壅于乳房，乃生此证。此阳证，不比他痈有阴有阳，故但分初起多实邪，久溃为正虚。然邪有余，仍正不足，补中散邪，万全道也。正不必分先宜攻，后宜补。用**和乳汤**：贝母、花粉二钱，当归、蒲公英一两，生草二钱，穿山甲（土炒）一片。为末，水煎。一剂愈。方用贝母、花粉消胃中壅痰。痰壅，乳房气不通。痰化，胃火失势。以公英、山甲解热毒，利关窍，自散。又恐药大迅逐，加当归、生草补正和解，正无伤邪又退，何至壅毒不行。

一乳痈已收，不慎房帏，复溃烂，变乳岩，现无数小口，如管非管，如漏非漏，似蜂窝，肉向外生，经年不愈。服败毒药狼狈，疮口更腐，此气血大亏也。凡乳房肉向外，筋束于乳头，故伤乳即伤筋，须急散，迟则筋弛难长。况泄精以伤元气乎。当泄精后，即用药补精填髓，尚不如此。既因循成岩，复见岩败毒，不虚虚乎。必大补气血以生精，不必再消毒。用**化岩汤**：参、芪、归、忍冬藤一两，白术二两，茜根、白芥子二钱，茯苓三钱。八剂愈，再二剂不发。此全补气血，不消毒，实为有见。虽忍冬消毒，性亦补，况同入补药中。但失精变岩，何不补精而补气血？盖精不可以速生，不若补气血，转易生精。且乳房属阳明胃，既生痈，未必能多气血。补之，则阳明之经旺，自生津液，滤注乳房。何必复补精，以牵制参、芪乎。

肚　痈

一小腹生痈，断无阳证，以属阴部位也。阴生阴毒，似至重，然纯阴无阳，一用阳药立效。人多用阴药消毒，反成难救。然余谓阳药，补气温火味也。盖阴地结阴毒，乃虚寒故也。寒因虚不行，毒因寒相结，用热药祛寒，自能寒散毒。用**辟寒救腹丹**：白术、银花三两，茯苓、肉桂三钱，附子一钱，当归二两，蛇床子五钱。一剂消。已溃，四剂亦愈。方用白术为君，利腰脐气也。腰脐气利，下腹部位尽利。后用银花、蛇床子祛毒，则毒易消。然寒极恐难入，又加附、桂，斩关而进也。一片干燥药，未免耗血，故用当归阳中之阴，少制其横，则阴寒尽散，又无阳旺，故奏功又免患。

多骨痈

一腿旁长强穴间疼痛，高肿成痈，久之，肉中生骨，取出又生，人谓多骨痈，谁知湿热毒之所化乎。此证因多食生果，湿热所成。治早，一二剂解散。因循失治与不得法，遂至湿壅添热，热盛化骨，日久迁延，卧床不起。或谓初起未尝有骨，可内散，生骨后，必须取出，药焉可解散？不知多骨乃无形所化，似骨非骨，非肉中真生骨也。真骨难化，似骨可化。宜利湿清热，佐补气血，骨自消。用**五神汤**：茯苓、前子、紫花地丁一两，银花三两，牛膝五钱。五剂痊愈。方用车前、茯苓利湿，紫花地丁清热，银花、牛膝补中散毒，故神。

恶　疽

一四肢或头面生疽，头黑皮紫，疼痛异常，此阳证之毒也。盖阳毒势骤，不急散毒，则养成大横，如贼初起，乌合易出，久则巢穴日大，非朝夕可破，人多轻视不急治，谁知小可变大乎，然痈溃于内，疽肿在外。溃内，难外治；肿外，易内消。虽毒尽由内发，疽病尤宜内治。用**消疽散**：生地、连翘、地榆、花粉三钱，忍冬藤、夏枯草、当归一两，白芷、生草二钱。未溃，二剂消。已溃，四剂愈。凡疽，以此方投，神效。盖补血散毒，血活毒难留，凉血清火，血寒火易散。疽，阳毒，故咸宜。

疔　疮

一疔疮，一时疼痛非常，亦阳毒。世以黄豆令病人嚼之，不知腥臭便是疔，以此辨，不错。疮头必发黄泡，中有紫黑色，更细看泡中，必有红白一线，通出于泡内外。疔生足上，红线由足入脐；疔生手上，红线由手走入心；疔生疮面，红线由唇面至喉。急于线尽处，用针刺出毒血，免攻心。若见白线，不必治。总以消毒泻火为主。用**拔疔散**：紫花地丁、甘菊一两。三剂痊愈。不必外治挑开疔头。若已溃，加当归二两，亦不必四剂。

卷十五

腰疽

一腰眼间忽长疽眼，疼痛呼号，似阳证，然腰肾至阴地，未可作阳疽治。若竟作阴证，又不可。此证本过忍不泄而成，似阴分之过。但腰间虽去肾不远，火盛毒成，则阴中有阳，未可纯以阴证治。须合阴阳并治以化毒，毒乃如扫。徜不补阴，竟治其毒，则肾气愈伤，毒难速化。补阴不补阳，则阴无阳不生，毒且深藏肾宫，不得泄。用**两治汤**：白术、杜仲、当归一两，银花三两，防己一钱，豨莶草三钱。三剂愈。用白术、杜仲利腰脐，气通，毒自难结。又银花、当归补中有散，防己、豨莶直入肾逐湿热。阴阳无偏胜，邪正自解纷。

擎疽

一手心忽肿突成疽，昼夜疼痛非常，所谓擎疽也。此冤家债主相寻，每多流血以死，似不必治。然自怨自芥，处仁迁义亦可教。此亦人有火热之毒，乘机窃发也。但火热非起乎一朝，解毒难凭于小剂。盖毒成于热，热起于火，火有余，终是水不足，非大料滋水，安得取胜。必大用补水之剂，少佐解毒，擎疽自愈。用**释擎汤**：玄参、银花二两，生地、当归一两，紫花地丁五钱，贝母二钱。未溃三剂，已溃六剂，必愈。后苟迁善不减，改过不勇，未变他病。此方滋水治火，补正解毒，能自居无过，又何拟议。

脚　疽

一脚指忽先痒后痛，指甲黑，次日脚指黑，又次日足面俱黑，黑至脚上胫肚即死，此无名肿毒。因多服春药，是火热毒，非脚疽比。脚疽只黑脚指。不黑脚面。然虽不如无名肿之横而速，杀人则一。盖脚为四余，宜毒不到，今毒聚不散，反出指甲间，则毒盛非常，治转不可轻。人之气血周流，毒必不聚一处。惟气血大亏，不能遍行经络，火毒恶邪，乃团结骨节。脚疽，正气血亏，不能周到也。乌可单泻毒重虚其气血。必大补气血，加泻毒药，全胜道也。用**顾步汤**：芪、归、牛膝、金钗石斛一两，人参三钱，银花三两。三剂痊愈。若已溃，多数剂自愈。银花解毒，非牛膝、石解不能直达足指，非参、芪、当归，不能使气通血活以散毒。此方即名肿毒亦效。也有用刀去脚指。不若急用此方，补中带散，免痛苦又全生。

一脚腿忽肿一块，色如常，又不痛，人谓痈疽，谁知气虚乎。夫痈成于肿，未有肿而不变痈者，余何谓气虚非痈？盖气所以行血，气行则血行。气血行，纵有邪气，断难成肿。彼邪气盛每因血衰。肿而成痈，每作痛，色必红赤。今不痛不红，有肿之名，无肿之实，纯是气虚，血无所养，非邪盛气不能鼓也。惟补正气，不必化毒祛邪。用**补中益气汤**：参、归五钱，芪、术一两，柴胡、陈皮一钱，升麻五分，生草、半夏二钱，茯苓三钱。十剂肿消。盖真气夺则虚，邪气盛则实。真既虚，邪愈盛，不补气，气何以行？肿何以化？此方善补气，故即消肿。况益消痰去湿之品，更易收功。

鬓　疽

一两鬓忽红肿生疽，高突数寸，头面眼鼻俱浮，状异平常，阳毒也。盖鬓近太阳，乃阳部位，阴气不能到，故当作阳证治。然每有变阴证者，故阳药中宜加阴分药，以预防之。若溃烂，更须阴药多，阳药少，消息善治。用**理鬓汤**，已溃烂、未溃烂俱收功：银花三两，白芷二钱，芎、归一两，夏枯草三钱。未溃，二剂消。已烂，四剂愈。方用银花、夏枯解火毒，得白芷、川芎入两鬓，太阳间，二味更得施其祛逐。又妙当归补气血，阴阳双益，邪自难变。

唇　疔

一疔生口角旁，或在上下唇，不论大小，皆脾胃火毒也。宜速散，否则毒炽。且妨饮食，每腐烂而死。以疔愈小，毒愈横也。宜急泻火毒，不可损脾胃气，则毒不难散。用**救唇汤**：紫花地丁、银花一两，白果二十个，桔梗、生草三钱，知母一钱。三剂痊愈。溃烂五剂奏功。治头面疔疮俱效，治口唇尤捷者，以白果、桔梗善走唇口，引银花、地丁至患处解毒也。

瘰　疬

一痰块生颈项，硬如石，久成瘰疬，流脓血，自耳下串连不一，有流行患走状，故名鼠疮，又名串疮，言如鼠之能穿也。世谓因食鼠窃物而成，不尽然也。此证多起于痰，痰块多起于郁，未有不郁能生痰，亦未有无痰成瘰疬者。故必以开郁为主。然久则气血必耗，况流脓血乎。故消痰不开郁，开郁并化痰皆虚虚。用**消瘰汤**：白芍、白术一两，柴胡二钱，花粉、蒲公英三钱，茯苓、紫贝天葵五钱，陈皮、甘草一钱，附子一片。八剂消，服一月痊愈。再服六君，必不发。蒲公、天葵消神药，非佐以柴、芍，则肝木不平，非补以术、苓，则脾胃不健，何胜攻痰破块之烈哉。惟有攻有补，则调剂咸宜。得附子引之，直捣中坚，故愈沉疴于旦夕。

一瘰疬溃烂，颈下及胸膈皆痰块，已头破欲腐，遂发寒热，肌瘦食减，盗汗自汗，惊悸恍惚。大约瘰疬初起，先解郁，佐补虚消毒。倘执而用之，必速死。用**转败丹**：参、归二两，柴胡二钱，白芍、银花三两，白术一两，半夏五钱，生草三钱。八剂愈。前方减半，再十剂，疮口悉平不发。此补多于消，开郁化痰存其中。世但知攻毒，故愈攻愈坏。盍以此方试之。

痔 漏

一肛门内外四旁。忽生红瘰，先痛后痒成痔，日久不愈，此皆湿热所成。纵饮及江南人往往有之。正因地气湿热。又加酒毒也。肛门通大肠。凡有湿热，亦同大便出，何积而成痔？以湿热在大肠不能久留，必尽趋肛门。肛门，大肠锁钥，有关防之意。于是蓄久湿热之毒，肛门独受。有毒必外形，不生痔于门内，即生痔于门外，内外似殊，作楚则一，乌可舍湿热而他治乎？但肛门去脾胃远，化湿热，必假道于脾胃，恐肛门未受益，脾胃必先损。必须无损脾胃，有益肛门者始效。用**益后汤**：茯苓、白芍、山药、苡仁一两，地榆三钱，穿山甲一片（土炒为末）。八剂消。每味再加十倍，以蜜为丸。每日未饮，先滚水下五钱。完一料，不再发。此利湿去热，脾胃无伤，肛门受益。

一大便先射血后溺粪，人谓便血，谁知肛门暗生血痔乎。久必变漏，宜流脓水。不知受病不同，症亦异。此饮烧酒过多，热毒走直肠不得泄，乃结小痔不化，久之皮破血出。此出血于直肠外，非出于直肠中，乃膀胱血也。膀胱化气不化血，酒毒渗入膀胱，将酒气化水，出于阴器，酒毒烁血，不从阴器出，不得不趋大肠，肛门无奈，门别户牢，无可出路，酒毒结于直肠外，毒向内攻，直肠痔生。痔生必破，有隙可乘，膀胱之血注之，久且以血引血，不只膀胱之血尽归也。乘大便之开阖，血先夺门而出，故先射，正见欲出之速。若不清上游，但截下流，非计之善也。用**清源散**：黄连、槐米、地

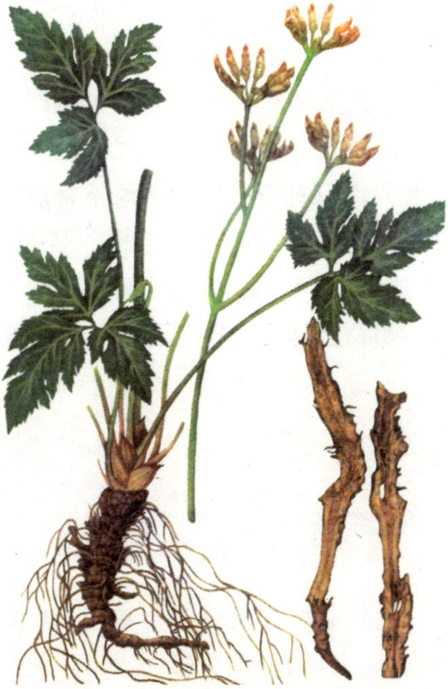

榆、人参，三七根末三钱，苓、术、白芍五钱，葛根、前子二钱，白芷三分，穿山甲（土炒末）一钱。水煎，调末服三剂，血更多，减黄连，再三剂愈。宜断酒，能禁女色三月，不发。妙在黄连多。以解酒热毒，先清源也。上游无病，下流自安，又分配得宜，去湿化热，堵截有方，故庆平成，何患洪水哉。

顽　疮

一手足或胸背头面生恶疮，终年不愈，臭腐不堪。外药内服药不效，世谓顽疮。言冥顽难治。不治未得其妙也。夫生疮乃气血不和，不和者，或湿浸。或热盛，或湿热寒邪交至，遂气结血滞，结皮肉而生疮，久之脓血不净，因生虫。人用杀虫药，反伤皮肉，气血愈虚，力难兼到，弃皮肉于膜外而不顾，疮乃顽。故治疮宜行气活血，虫与毒不必治。然气必补，始行于周身，血必补，始行于遍体。用**救顽汤**：芪、归、麦冬、白术、熟地一两，生草三钱，枣皮、茯苓五钱，柴胡、防风、连翘一钱，半夏二钱，附子一片。二剂更红肿，切勿畏。再八剂，必愈。方活血行气，乃医之力。气行血活，虫将安寄？故不必杀虫而顽疮愈。

一内股生疮。敛如豆许，翻肉一块如菌状，人谓虫蚀外翻，谁知肝经风热烁血乎。肝热则生风，此内风也。外风清凉。内风蕴热，故外风宜散，内风宜清。然但清风不补血，则热不可解，风不可舒。必须养血之中益之清热，则燥不能燥，热退风自静。用**清风汤**：白芍一两，参、归五钱，白术、炒栀子、丹皮、沙参、花粉三钱，甘草、柴胡、连翘一钱，川芎二钱。数剂疮自敛。此滋血养肝，非消肉化毒，何以愈？盖疮成于肝旺，平肝，血不燥，自风散热退。苟不平肝，内降火，外追蚀，则蚀又翻，翻又蚀，肉益大，气益虚。变且生矣。

接　骨

一折骨，先将骨凑合端正，用杉木皮夹之，绳缚住。紧用布扎，无令动摇。若因疼痛少松反害事。收拾停当，然后用药。苟皮破出血，尤须外治。然皮未伤，内外夹攻，亦佳。内治必活血去瘀，血不活则瘀不去，骨不能接。用**续骨神丹**：当归二两，大黄五钱，败龟板（为末）、生地、白芍一两，丹皮、续断三钱，牛膝、乳香末、没药末、红花二钱，桃仁三十个，羊踯躅一钱。四剂，去大黄，又四剂痊愈。外治用**全体神膏**：当归、生地、红花二两，续断、地偷、茜草、小蓟、木瓜、人参、川芎、刘寄奴、芪、术一两，甘草五钱，杏仁（去皮）、柴胡、荆芥三钱，桑木枝四两，皂角二钱。用麻油三斤，熬数沸，麻布沥去渣，再熬至滴成珠，加黄丹末，水漂过二斤四两，另收为膏，毋使太老。再用乳香、没药、自然铜，用醋淬七次，花蕊石、海螵蛸三钱，麒麟竭五钱，白醋一两，为细末，乘未冷时投膏中，桑枝搅匀，瓦器盛。临用，火煨摊膏，重一两。用**胜金丹**：麝香、花蕊石、象皮三钱，血竭三两，古石灰、紫石英二两，海螵蛸、乳香末、没药末一两，樟脑、人参、儿茶、三七根末、木耳炭一两，冰片、自然铜（如前淬干）、地虱（干）、土鳖、琥珀一钱，土狗十个，生草末五钱。和匀，罐盛，贴之。三方绝奇异。倘未甚伤，只须膏药一个，不必掺药末。此内外同治，旦夕收功。

金　疮

一金疮。必多流血，血尽发渴，饮水则立亡，故金疮须忍渴。世有饮水愈者，何也？必素有热病，得水则热解，不可执以为常，是止渴，非补血不可。然疮口大开，所补仍然外泄，故补血仍须止血，止血更须生肉，则恶血不攻心，内火不烧胃，庶死可生，断可续。用**完肤续命汤**：生地、当归、麦冬、玄参三两，人参二两，生草、乳香末、没药末、刘寄奴、花蕊石三钱，三七根末、续断、白术五钱，地榆一两。四剂愈。此补血加止涩，则血不流，肉易长。又助气者，盖血不速血，心补气以生血。且血生接肉，不若气旺接肉更易。凡刀伤皆效，但视伤之轻重，分药料之多寡。

癞

一发癞，皮厚生疮，血出如疥，或痛痒，或干湿，如虫非虫，人谓湿热留皮肤，谁知气血不能周到滋润乎。世以苦参汤或豨莶、白芷外治不效，正气血虚也。盖气足，经络无闭塞，血旺，毛窍不干枯。且气血旺，则湿热散消，何致瘀滞不通，散结皮肤。故治癞，以补气血为主，佐消湿散热。虽十载沉疴尚效，况目前乎。用**扫癞丹**：黄芪三两，当归、银花二两，防风二钱，苓、术、麦冬、白芍、熟地、玄参一两，生草、荆芥、花粉三钱，枣皮、川芎五钱。十剂痊愈。此大补气血，何异槁苗逢甘霖。有何尘埃之飞野。